专家与您面对面

心肌炎

主编/史慧栋　刘　凯

中国医药科技出版社

图书在版编目（CIP）数据

心肌炎 / 史慧栋，刘凯主编 . -- 北京：中国医药科技出版社，2016.1
（专家与您面对面）
ISBN 978-7-5067-7975-3

Ⅰ.①心… Ⅱ.①史…②刘… Ⅲ.①心肌炎－防治 Ⅳ.① R542.2

中国版本图书馆 CIP 数据核字（2015）第 291357 号

专家与您面对面——心肌炎

美术编辑 陈君杞
版式设计 大隐设计

出版 中国医药科技出版社
地址 北京市海淀区文慧园北路甲 22 号
邮编 100082
电话 发行：010-62227427 邮购：010-62236938
网址 www.cmstp.com
规格 880×1230mm $^{1}/_{32}$
印张 3 $^{7}/_{8}$
字数 61 千字
版次 2016 年 1 月第 1 版
印次 2016 年 1 月第 1 次印刷
印刷 北京九天众诚印刷有限公司
经销 全国各地新华书店
书号 ISBN 978-7-5067-7975-3
定价 19.80 元

内容提要

　　心肌炎怎么防？怎么治？本书从"未病先防，既病防变"的理念出发，分别从基础知识、发病信号、鉴别诊断、综合治疗、康复调养和预防保健六个方面进行介绍，告诉您关于心肌炎您需要知道的有多少，您能做的有哪些。

　　阅读本书，让您在全面了解心肌炎的基础上，能正确应对心肌炎的"防"与"治"。本书适合心肌炎患者及家属阅读参考，凡患者或家属可能存在的疑问，都能找到解答，带着问题找答案，犹如专家与您面对面。

专家与您面对面

丛书编委会（按姓氏笔画排序）

前言

　　"健康是福"已经是人尽皆知的道理。有了健康，才有事业，才有未来，才有幸福；失去健康，就失去一切。那么什么是健康？健康包含三个方面的内容，身体好，没有疾病，即生理健康；心理平衡，始终保持良好的心理状态，即心理健康；个人和社会相协调，即社会适应能力强。健康不应以治病为本，因为治病花钱受罪，事倍功半，是下策。健康应以养生预防为本，省钱省力，事半功倍，乃是上策。

　　然而，污染的空气、恶化的水源、生活的压力等等，来自现实社会对健康的威胁却越来越令人担忧。没病之前，不知道如何保养，一旦患病，又不知道如何就医。基于这种现状，我们从"未病先防，既病防变"的理念出发，邀请众多医学专家编写了这套丛书。丛书本着一切为了健康的目标，遵循科学性、权威性、实用性、普及性的原则，简明扼要地介绍了100种疾病。旨在提高全民族的健康与身体素质，消除医学知识的不对等，把健康知识送到每一个家庭，帮助大家实现身心健康的理想。本套丛书的章节结构如下。

　　第一章 疾病扫盲——若想健康身体好，基础知识须知道；

　　第二章 发病信号——疾病总会露马脚，练就慧眼早明了；

　　第三章 诊断须知——确诊病症下对药，必要检查不可少；

第四章 治疗疾病——合理用药很重要，综合治疗效果好；

第五章 康复调养——三分治疗七分养，自我保健恢复早；

第六章 预防保健——运动饮食习惯好，远离疾病活到老。

按照以上结构，作者根据在临床工作中的实践体会，和就诊时患者经常提出的一些问题，对100种常见疾病做了系统的介绍，内容丰富，深入浅出，通俗易懂。通过阅读，能使读者在自己的努力下，进行自我保健，以增强体质，减少疾病；一旦患病，以利尽早发现，及时治疗，早日康复，将疾病带来的损害降至最低限度。一书在手，犹如请了一位与您面对面交谈的专家，可以随时为您答疑解惑。丛书不仅适合患者阅读，也适用于健康人群预防保健参考所需。限于水平与时间，不足之处在所难免，望广大读者批评、指正。

编者

2015 年 10 月

目录

第2章　发病信号
——疾病总会露马脚，练就慧眼早明了

第3章　诊断须知
——确诊病症下对药，必要检查不可少

第6章 预防保健
—— 培养生活好习惯，远离疾病活到老

第 1 章

疾病扫盲

若想健康身体好，基础知识须知道

什么是心肌炎

　　心肌炎是指心肌中有局限性或弥漫性的急性、亚急性或慢性的炎性病变。近年来，病毒性心肌炎的相对发病率不断增加，病情轻重不同，表现差异很大。婴幼儿病情多较重，成年人多较轻，轻者可无明显病状，重者可并发严重心律失常，心功能不全甚至猝死。

　　急性期或亚急性期心肌炎病的前驱症状，可有发热、疲乏、多汗、心慌、气急、心前区闷痛等症状。检查可见期前收缩、传导阻滞等心律失常；谷草转氨酶、肌酸磷酸激酶增高、血沉增快。心电图、X线检查有助于诊断。治疗包括静养，改进心肌营养，控制心功能不

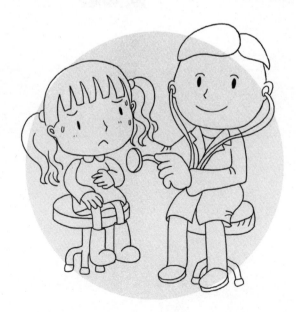

全与纠正心律失常，防止继发感染等。

你知道心脏的大小、位置和形态吗

心脏是人体内泵血的动力器官，重约 300 克，约占人体重量的 0.5%，其大小相当于本人的拳头。有趣的是，它的强弱也常和拳头的强弱成正比。一个粗手粗脚的人（多半是体力劳动者），除了拥有一副较大的拳头之外，同时也拥有一个强大的心脏。反之，一个细手细脚的人（多半是脑力劳动者），则多半具有较小的心脏。很久以前，由于人们受封建礼教的影响，不敢解剖人体，并不清楚心脏在人体内真正的位置，也因此对心脏产生了许多错误的观念和看法。一百多年来，医学科研人员通过大量的人体解剖，清楚地认识到，心脏位于胸腔内，在膈以上居于二肺之间，约有 2/3 在中线左侧，1/3 在中线右侧。前方是胸骨和肋骨，后面为食管、大血管和椎骨，两旁是肺脏，因而心脏受到有力的保护。心脏的形状近似一颗桃子，这颗桃子的尖端称作心尖，指向左前下，底朝右后上方。因此，心的长轴倾斜，与正中矢状面约成 45°。因心底是大血管出入的地方，所以固定不动，而心尖可自由活动，如把手掌放在左侧乳头附近，可以清楚地触到心尖的搏动。在发育过程中，心沿纵轴向左轻度旋转，故右半心在右前，左半心偏居左后。

心脏的外面包了两层很薄而又光滑的膜，叫心包膜。两层心包膜之间有一空隙，称为心包腔，其中含有少量淡黄色液体，约20ml，称为心包液。心包液在心脏跳动过程中起着润滑的作用，可以减少摩擦和阻力，同时，心包膜又是心脏的外卫，有保护心脏不致过度扩张的作用。

你知道心脏的内部结构和活动情况吗

心脏分为四个腔，后上部为左、右心房，二者之间借房间隔分开；前下部为左、右心室，二者之间隔以室间隔。在正常的心脏里面，房间隔与室间隔都是完全封闭的，如果发生缺损，就是罹患了先天性心脏病，必须施行手术修补，才能恢复心脏的正常功能。但同侧房室间是相通的。左心房与左心室之间有二尖瓣，右心房与右心室之间有三尖瓣，二尖瓣与三尖瓣类似泵的闸门，它们保证了心内血液的定向流动。心的右半接受和排出的都是静脉性（缺少氧气）血，心的左半接受和射出的都是动脉性（富含氧气）血。心脏之所以能够圆满完成这一任务，就是因为各腔的流入道和流出道能够有规律地启闭开合的缘故。

右房有三个入口，一个出口。入口即位于腔静脉窦的上、下腔静脉口，位于下腔静脉口与右房室口之间的冠状窦口。出口即右房室口，位于冠状窦口的前方，沟通右心房和右心室。右室有出、入口各一。入口即右房室口，周缘附有 3 块叶片状瓣膜，即三尖瓣，瓣膜垂向室腔，并借许多线样的腱索与心室壁的 3 组乳头肌相连。出口称为肺动脉口，周缘有 3 个半月形袋状瓣膜，称肺动脉瓣。左房有四个入口，一个出口。在左心房后壁的两侧，各有一对肺静脉口，为左、右肺静脉的入口。左心房的前下方有左房室口，通向左心室。左心室有出入口各一，入口即左房室口，周缘附有左房室瓣（即二尖瓣），因其形状很像僧侣的帽子，因此又称作僧帽瓣。二尖瓣也

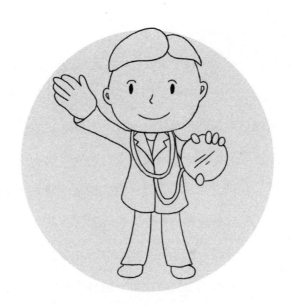

借腱索与室壁的两组乳头肌相连，左室的乳头肌较右室强大。出口为主动脉口，与肺动脉瓣相似，周缘也附有三个半月形的袋状瓣膜，称主动脉瓣。当心室收缩时，房室瓣被室腔血流推压而关闭，因腱索牵拉，瓣膜不会翻入心房，血液不能流向心房；同时，主、肺动脉瓣被血流冲开，血液被射向动脉。当心室舒张，室内压力降低，血液由动脉逆流入心室时，动脉瓣被迫关闭，防止血液逆流。与此同时，房室瓣亦随心室舒张而开放，心房血液流向心室，如此周而复始。若因病引起心瓣膜关闭不全或狭窄，则导致心腔内血流紊乱，动、静脉血相混。

何谓血管系统

心血管系统是一个"密闭"的管道系统，心脏是泵血的肌性动力器官，而运输血液的管道系统就是血管系统。它布散全身，无处不至，负责将心脏搏出的血液输送到全身的各个组织器官，以满足机体活动所需的各种营养物质，并且将代谢终产物（或废物）运回心脏，通过肺、肾等器官排出体外。血管系统按其流过的血液是新鲜的还是用过的，是离开还是返回心脏的特性而分为动脉和静脉。输送新鲜血液离开心脏的血管叫动脉，动脉内血液压力较高，流速较快，因而动脉管壁较厚，富有弹性和收缩性等特点。根据动脉结构和功能的特点，将其分为弹性动脉、肌性动脉和小动脉；输送用过了的血液回到心脏的血管叫静脉。与同级的动脉相比，管壁较薄，而管腔较大，数目也较多，四肢和肋间静脉还含有静脉瓣，这些形态结构的特点都是与静脉压较低、血流缓慢等功能特点相适应的。体动脉血中因含氧较多，故颜色鲜红；体静脉血中因含有较多的二氧化碳，所以颜色暗红。但小循环与上述的大循环相反，肺动脉中却含静脉血，而肺静脉中却含带氧丰富的动脉血。在动静脉之间有一种极细的血管称为毛细血管。其管径很细，管壁薄，通透性高，血压低，血流缓慢，彼此连接成网，是血液和组织进行物质交换的场所。一个成人的毛细血管总数在 300 亿根以上，长约 11 万公里，足可绕地球 2.7 圈。可见，人体的血管系统是多么庞大，包含着所有的动脉、静脉和毛细血管。

何谓血液循环，心脏在血液循环中起何作用

心血管系统是一个相对密闭的管道系统，由心脏和血管系统组成，血液在其中按一定方向流动，循环不已，称为血液循环。根据

血液在体内循环路径不同，把血液循环分为体循环和肺循环。全身的静脉血都汇入右心房，经三尖瓣流入右心室，心脏收缩时将血液射入肺动脉，流经两肺的毛细血管，进行气体交换，充分吸收氧气和排出二氧化碳后，暗红的静脉血又变成了鲜红的动脉血，然后由肺静脉送向左心房。从右心室到左心房这一血液流动途径称为小循环，即肺循环。接着，左心房的动脉血经二尖瓣流入左心室，当心脏收缩时，左心室内的新鲜血液首先被泵到主动脉，并通过逐级动脉分支到达毛细血管，流经全身（包括心肺）进行物质交换，把氧气和营养物质运送到器官组织和细胞，并带走新陈代谢产生的废物和二氧化碳，成为静脉血，最后由上、下腔静脉和冠状窦将静脉血

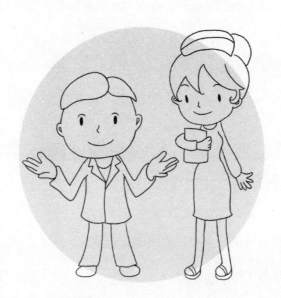

带回右心房。从左心室到右心房这一血液运行途径，称为大循环，即体循环。

　　心脏是一个泵血的肌性动力器官，是血液循环动力的源泉。通过心脏有节奏的收缩和舒张，推动血液在血管系统中不停地流动，从而维持人体正常的生命活动。心脏泵出血液的速度是十分惊人的，它以每秒8m的速度射出血液。当人体活动量增加时，它泵出较多的血液以满足人体生命活动的需要；当人体处于安静状态时，则泵出较少的血液。由此可见，如果心脏这一中心驱动泵停止了跳动，血液循环就要终止，生命即告结束。可见心脏在维持人体生命活动中是多么重要。

什么是心脏的前、后负荷，影响前后负荷的因素

　　前负荷是指心肌收缩之前所遇到的阻力或负荷，即在舒张末期，心室所承受的容量负荷或压力就是前负荷。在临床上，测定容量比较困难，因而通常用左室舒张末期压（LVEDP）作为左心室前负荷的指标，在没有二尖瓣病变及肺血管病变的情况下，LVEDP与左房压、肺静脉压及肺动脉楔压（毛细血管血压PCWP）相一致。右心

室的前负荷常用右心室舒张末期压或右房压来表示。前负荷与静脉回流量有关，在一定范围内，静脉回流量增加，则前负荷增加。那么，影响静脉回流的因素有哪些呢？

（1）瓣膜病变，如二、三尖瓣、主动脉瓣关闭不全可使容量负荷增加，二尖瓣、三尖瓣狭窄可使容量负荷降低。

（2）内外分流性疾病，如房间隔、室间隔缺损，动脉导管未闭。可使容量负荷增加。

（3）全身性血容量改变，如短时间内输入大量液体、甲亢、慢性贫血等可使容量负荷增加。大汗、腹泻、失血等导致有效循环血量减少，可使前负荷降低。

后负荷是指心肌收缩之后所遇到的阻力或负荷，又称压力负荷。主动脉压和肺动脉压就是左、右心室的后负荷。对左心室来说，在无主动脉瓣狭窄或主动脉瓣缩窄时，其后负荷主要取决于：

（1）主动脉的顺应性：即主动脉内容量随压力变化管壁变形的能力，如血管壁增厚，则顺应性降低。

（2）外周血管阻力：它取决于小动脉血管床的横断面积及血管紧张度，后者受血管和体液因素的影响。

（3）血液黏度：血液黏度增高，则外周血管阻力增大。

（4）循环血容量：其中，以外周血管阻力为最重要，临床上常以此作为左心室后负荷的指标。

心功能分几级，是怎样分级的

以患者的临床表现为依据，将心功能状态分为四级：

一级：体力活动不受限制，日常活动不引起心功能不全的表现。

二级（即心力衰竭Ⅰ度）：体力活动轻度受限制，一般活动可引起乏力、心悸和呼吸困难等症状。

三级（即心力衰竭Ⅱ度）：体力活动明显受限制，轻度活动即可引起乏力、心悸和呼吸困难等症状。

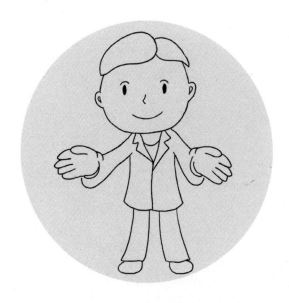

四级（即心力衰竭Ⅲ度）：体力活动重度受限制，患者不能从事任何活动，即使在休息时也可出现心力衰竭的各种症状和体征。

心脏活动受哪些神经调节

心脏具有自动节律性，并不是说心脏就不受大脑和神经的支配了。在日常生活中，当我们遇到紧张和恐惧的事件时，心率会突然加快，面色会突然变白或变红，这是因为心脏的活动也受着神经系统支配的缘故。心脏受自主神经支配，支配心脏的传出神经为交感神经系统的心交感神经和副交感神经系统的迷走神经。心交感神经

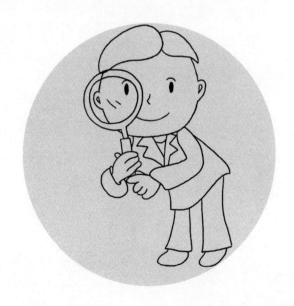

的节前神经元为胆碱能神经元，其末梢释放的乙酰胆碱与节后神经元细胞膜上的 N 体受结合，引起节后神经元兴奋。节后神经元的轴突组成神经丛，支配心脏各部。心交感节后神经元为肾上腺素能神经元，心交感神经兴奋时，末梢释放的去甲肾上腺素与心肌细胞膜上的肾上腺素能 β 受体结合，可导致心率加快，传导加速，心肌收缩力加强。这些作用分别称为正性变时作用、正性变传导作用和正性变力作用。心交感神经对心脏的这些兴奋作用可被 β 受体阻滞药如普萘洛尔等药物所阻断。迷走神经的作用与此相反。迷走神经的节前和节后神经元都是胆碱能神经元，当迷走神经兴奋时，节后神经元末梢释放的递质乙酰胆碱与心肌细胞膜上的 M 受体结合，可导致心率减慢，房室传导延迟和心肌收缩力减弱，甚至出现房室传导阻滞。这些作用即是负性的变时、变传导和变力作用，可被 M 受体拮抗药如阿托品等药物所阻断。

为何说心脏又是一个内分泌器官

众所周知，心脏是一个泵血的肌性动力器官。20 世纪 80 年代以来，医学科研工作者从哺乳动物心房中发现并分离提纯了"心房利钠因子（ANF）"，随后一系列的研究证明它是一种多肽，为人们理解体液容量和血压的调节开辟了一个新时代，也是医学和生理学研究的一个重大进展。ANF 后来也被称为心房利钠多肽（ANP）。

研究证明，ANP 主要存在于哺乳动物，其中也包括人的心房肌细胞的胞质中。从动物心房肌获得的这类多肽称为心钠素或心房肽；而从人类心房肌中所获得的这类多肽称为人心房利钠多肽（HANP），而 ANP 则是它们的通称。动物试验证明，急性的血容量增加可使 ANP 释放入血，从而引起强大的利钠、利尿作用。反之，限制钠、水摄入或减少静脉回心血量则能减少 ANP 的释放。并且已经证明，一些动物的动脉、肾、肾上腺皮质球状带等有 ANP 的特异性受体。

ANP 有强大的利钠、利尿作用，其机制在于 ANP 能抑制肾髓质集合管对 Na^+ 的重吸收，同时通过改变肾内血流分布、增加肾小球滤过率而发挥作用，并能拮抗肾素——醛固酮系统，显著减轻失水或失血后血浆中抗利尿激素水平增高的程度；ANP 还有舒张血管，降低血压的作用。

根据 ANP 的释放和对远隔器官的作用以及随后在肝、肾、肺等器官中降解等特点，充分证明，ANP 为一种新的激素，因而，心脏除了是泵血器官外，同时也是一个内分泌器官，这是内分泌学的一大突破。

何谓心脏的起搏司令部

心脏之所以不知疲倦地有节律地进行收缩和舒张活动，是因为心脏具有一种特殊的性能：具有自动节律性的组织和细胞，称自律组织和自律细胞。近代生理学研究证实，并非所有心肌细胞都具有自律性，而只是心脏特殊传导系统才具有。特殊传导系统各个部位（除结区外）都具有自动兴奋的能力，那么，各部分自律细胞的活动怎么能够统一起来而不至于"各自为政"呢？实验研究证明，各部分的活动始终统一在自律性最高部位的主导作用之下。正常情况下，窦房结的自律性最高，它像个脉冲发生器，不断地发出信号，将自动产生的兴奋向外扩布，依次激动心房肌、房室交界、房室束、

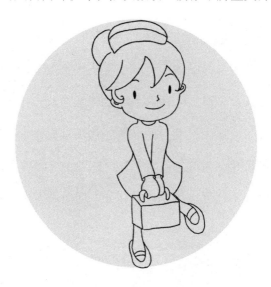

心室内传导组织和心室肌，引起整个心脏兴奋和收缩。可见，窦房结是主宰整个心脏兴奋和跳动的起搏点，故称之为正常起搏点，即"起搏司令部"。其他部位的自律组织则受窦房结的控制，并不表现出它自身的自律性，它们只是起着兴奋传导作用，称之为潜在起搏点。在某些病理情况下，窦房结以外的自律组织由于自律性增高，或者窦房结的自律性降低等，也可以自动发生兴奋，而心房或心室则依从当时情况下节律性最高部位的兴奋而跳动，这些异常的起搏部位则称为异位起搏点，从而引起心律失常。

什么是细菌感染性心肌炎

　　细菌感染性心肌炎常由化脓菌引起，如葡萄球菌、链球菌、肺炎双球菌、脑膜炎双球菌等。化脓菌来源于脓毒败血症时的转移性细菌菌落，或来自细菌性心内膜炎时的化脓性血栓栓子。肉眼观心脏表面及切面可见多发性黄色小脓肿，周围有充血带。镜下脓肿内心肌细胞坏死液化，脓腔内有大量脓细胞及数量不等的细菌集落。脓肿周围心肌有不同程度的变性、坏死，间质内有中性粒细胞及单核细胞浸润。

　　白喉杆菌可产生外毒素，一方面可阻断心肌细胞核蛋白体的蛋

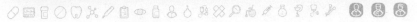

白质合成，另一方面可阻断肉碱介导的长链脂肪酸运入线粒体，导致心肌细胞脂肪变性和坏死。镜下，可见灶状心肌变性坏死，心肌细胞出现嗜酸性变、肌浆凝聚、脂肪变性及肌浆溶解。病灶内可见淋巴细胞、单核细胞及少数中性粒细胞浸润。病灶多见于右心室壁，愈复后形成细网状小瘢痕。有的病例出现弥散性心肌坏死，可导致心性猝死。

在上呼吸道链球菌感染（急性咽峡炎、扁桃体炎）及猩红热时，可并发急性非风湿性心肌炎。其发病机制尚未明了，可能是由链球菌毒素引起。病变是间质性心肌炎。镜下，心肌间质结缔组织内及小血管周围有淋巴细胞、单核细胞浸润，心肌细胞有程度不等的变性、坏死。

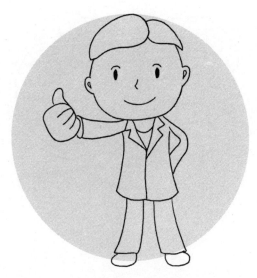

心肌炎能治好吗

　　心肌炎能治好吗？很多心肌炎患者关心这个问题。那么心肌炎的治疗效果如何呢?

　　心肌炎预后取决于患病年龄、心肌病变的轻重、治疗及时与否和早期充分的休息。新生儿患者预后不佳，第 1 周死亡率最高，能存活者可无后遗症。婴幼儿预后稍好，死亡率在 10% ~ 25%，年长儿及成人预后多数较好。

　　如有传导阻滞或室性心动过速，死亡率可高达 100%。轻度病例经充分休息，半年以后多可渐愈；中度病例经治疗和休息 1 年以上

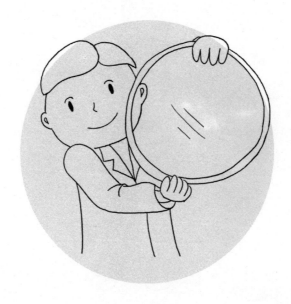

也可缓解至渐愈；重度病例预后较差，常迁延数年，最后发展成心肌病致心力衰竭。某些急性心源性休克患者，若抢救不及时，可很快死亡。

感冒会不会容易引起心肌炎

引起心肌炎的原因有很多，感冒也是引起心肌炎的其中一个原因。对此，提醒大家，如果患上感冒，一定要积极做好护理，预防心肌炎。

心肌炎是指某种感染原引起的心肌炎性疾病，其中以引起肠道和上呼吸道感染的各种病毒感染最多见。感冒引起病毒心肌炎的机制，简单来说就是病毒在上呼吸道进入血液后随着血液循环到达心脏，如果患者的抵抗力弱的话，就有可能引起心肌炎。

心肌炎多发于年轻患者。一旦心肌发生病毒感染，患者可能会在感冒后几天至两星期内发病。多数患者在发病前都有发热、全身酸痛、咽痛、腹泻等感冒症状，继而出现胸闷、心悸、乏力、恶心、头晕等。因此，患者一旦患上心肌炎，一定要积极做好治疗，以避免给自身带来过大的危害。

病毒性感冒患者出现心率改变当心心肌炎

病毒感冒会累及心脏，病毒性感冒引起心肌炎的病例在临床上并不少见，尤其是在感冒的高发季节。据研究，约有 5% 的病毒感染者感染后累及心脏，发生心肌炎。

引发心肌炎的病毒更是多种多样，最常见的是柯萨奇病毒、流感病毒、腺病毒等。这类病毒都有一个最显著的特征——嗜心性，即对心肌细胞有很强的"亲和力"，当患者感染这类病毒后，就可能引发病毒性心肌炎。

绝大多数病毒性心肌炎患者发病时，常出现发热、咽痛、全身

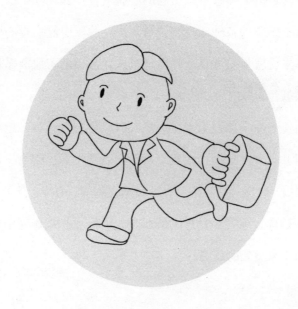

肌肉酸痛等症状，由于症状与感冒相似，很多人只吃一些感冒药，也不注意休息。

当这些症状逐渐好转、患者以为没事时，病毒性心肌炎则在这个时候"登场"：患者出现胸痛、心悸、气短和头晕乏力等心脏不适症状。其中，心率改变是心肌炎的重要信号。

如出现上呼吸道感染的同时或数天后，出现心率增速，或心率减慢，就应警惕有心肌炎的可能，此时就要做心电图检查、心肌酶谱等检查，看心肌是否受损。

早期心肌炎的预后是很好的。首先是要合理休息，在医生指导下进行抗病毒治疗，以及心肌营养治疗。

如果心肌炎救治不及时，最常见的后遗症就是心律失常，若是发展到重度，死亡率可达到70%~80%。因此，千万别拿感冒不当一回事，一旦发现患者有心脏异常，应及时到医院诊治。

勿把小儿心肌炎当作感冒就诊

冬季季节患感冒来儿科就诊的小朋友也逐渐多了起来。其中一小部分患儿除了有呼吸道感染常见的发热、咳嗽、咽痛、流涕等症状外，在感冒后期还出现了心跳加快、头晕乏力、胸闷胸痛等症状。

这时候家长就要特别注意了，您的小孩可能并发有病毒性心肌炎，需要马上来医院进一步检查治疗。

心肌炎是由于病毒、细菌、其他病原体、自身免疫反应以及毒物反应等多种因素引起的心肌炎性改变，在各种导致心肌炎的因素中，以病毒所致的心肌炎即"病毒性心肌炎"发病率最高，部分肠道病毒（柯萨奇病毒、埃可病毒等）属于"嗜心性病毒"，特别"喜欢"侵犯心脏，可直接损害或引起免疫反应损伤心脏。另外，像黏病毒、腺病毒以及麻疹、腮腺炎、巨细胞病毒等都可引起病毒性心肌炎。但在儿童当中，也有因细菌毒素、肺炎支原体感染等引起的心肌炎。

一般来说，约有半数患儿在发病前有上呼吸道感染和消化道感染史。由于症状不典型而仅表现类似"感冒"的症状，因此容易漏诊。

小儿腹泻慎防心肌炎

腹泻是小儿常见的疾病，不少腹泻是由病毒引起的，其中有些病毒可侵犯心脏而引起病毒性心肌炎。小儿心肌炎大致有以下三种表现：

（1）早搏：早搏是病毒性心肌炎的表现形式之一。多数孩子并无不适，做心电图检查时才被证实。若孩子情况良好，心脏没有扩大，心脏功能也正常，可以暂时不予药物治疗，早搏会慢慢减少和消失，但必须注意儿童的休息和营养。

（2）心脏传导阻滞：心脏传导阻滞是病毒损害了心脏的传导系统，使心脏起跳的激动在心脏不同部位不能正常地传送。轻者可以没有任何表现，仅做心电图检查才被发现；重者心跳节律变慢或不规则。若每分钟的心跳次数少于40次，患儿就会发生脑缺血，引起全身抽搐，甚至心跳突然停止。这类危重的心肌炎需住院紧急治疗。

（3）心力衰竭：心力衰竭是严重心肌炎的表现。患儿有心脏扩大，心肌收缩力减退，使心脏不能有效地起到血泵的作用，从而使

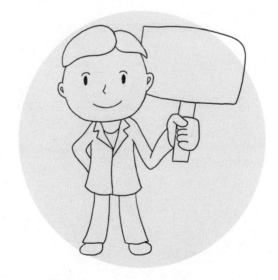

全身组织的供氧不能满足正常的需要。此时患儿可出现气急、面色苍白、心跳加快、脉搏微弱、不能平卧等症状。若不及时送医院治疗，会危及患儿的生命。

因此，当孩子有腹泻，同时存在面色苍白、精神萎靡或烦躁不安、脉搏过快等征象时，父母应带孩子及时就医进行检查，以免延误诊断和治疗。

引发心肌炎的原因有哪些

西医按病因可将心肌炎分为下列几类：

1. 感染

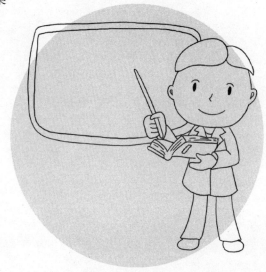

（1）病毒：病毒性心肌炎近年日见增多，已成为心肌炎最重要的病因。有 10 多种病毒都可引起心肌炎，如柯萨奇病毒 B、埃可病毒、流行性感冒病毒 A 和 B、肝炎病毒、腺病毒、脊髓灰质炎病毒、麻疹病毒、风疹病毒、痘苗病毒、腮腺炎病毒、流行性出血热病毒、巨细胞病毒、人类艾滋病病毒等。其中以柯萨奇病毒 B、埃可病毒及流行性感冒病毒 A 和 B 引起的心肌炎较常见，而柯萨奇病毒又以病毒组中 1 ～ 5 型为多见。流行性感冒流行时发生的病毒性心肌炎者可高达 57%，心肌病变多局限。肝炎病毒也可引起心肌损害。感染人类艾滋病病毒者约有 10% 发生临床上明显的心肌损害，主要表现为心肌炎、心包炎和心内膜炎等。

（2）细菌：细菌感染中以白喉为最著；伤寒也不少见；二者都因细菌毒素的作用而使心肌受损。心内或心包的细菌感染可延及心肌而引起心肌炎，致病菌以葡萄球菌、链球菌或肺炎球菌为多。此外，脑膜炎球菌菌血症、脓毒血症、布氏杆菌病、破伤风等时也可发生心肌炎。

（3）立克次体：立克次体感染以斑疹伤寒为主，也可见于 Q 热。

（4）螺旋体感染：心肌的螺旋体感染以梅毒、钩端螺旋体为主。

（5）真菌：包括曲霉菌、酵母菌、念珠菌。组织原浆菌、隐球菌等都可引起败血症而侵犯心肌，引起炎症。

（6）原虫：多种原虫，包括锥虫、弓形体、疟疾、黑热病原虫等，也可侵入心肌，导致炎症。

（7）蠕虫：包括毛线虫、犬弓蛔虫、包囊虫、棘球绦虫、血吸虫、丝虫等，也可影响心肌。

2.过敏或变态反应所致的心肌炎　青霉素、磺胺类、甲基多巴、抗结核药（异烟肼、链霉素、对氨基水杨酸钠）、依米丁、保太松、吲哚美辛、金霉素、利尿药都可因过敏或变态反应而致心肌炎。牛痘和破伤风抗毒素都可因过敏而造成死亡。

3.内分泌和代谢紊乱　如低血钙、低血镁、高磷血症、低磷血症、甲状腺功能亢进、甲状腺功能减退、儿茶酚胺分泌过多等也可引起心肌炎。

4.理化因素引起的心肌炎　化学毒物或药物除通过过敏反应外，还可由直接毒性作用引起中毒性心肌炎。依米丁、砷、三价锑、酒精、钴、去甲肾上腺素、磷、一氧化碳、汞、铅、蛇毒、蝎毒等都可引起心肌炎。心脏区过度放射照射也可引起心肌炎。

5.结缔组织病　系统性红斑狼疮尸检有 8% ～ 50% 病例有活动性心肌炎，类风湿患者尸检 10% ～ 20% 有并发非特异性间质性心肌炎，硬皮病和结节性多动脉炎都可并发心肌炎。

心肌炎属中医的"心悸""胸痹""水肿""怔忡""虚劳"

等范畴。心肌炎的病因虽有外邪入侵，饮食不洁，疲劳过度，情志不遂等，但主要为外感邪毒，内舍心包所致。

病理变化为温热毒邪，袭于肺卫，正邪交争，正虚邪进，内舍心包，侵入心脉，致心血瘀滞，而见胸闷胸痛、心悸气急、脉结代等症。或寒毒之邪，凝滞心脉，阻痹心血运行，而致胸闷、脉迟；邪伤心阳，阳虚水泛，水气凌心则见心悸气喘，肢肿等症。或痰湿为患，复热毒侵心，瘀阻心脉而见舌腻口苦，心胸憋痛。邪积日久，其势已缓，气阴两虚，心神失养，则神疲，心悸怔忡，五心烦热，脉结代等；气阳两虚，脉失鼓动则胸闷，头晕，脉迟。

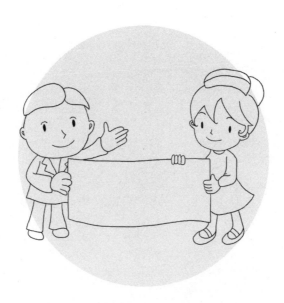

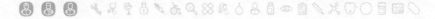

心肌炎的发病机制

1. 直接损伤

（1）病原体直接侵犯心肌间质：如化脓性细菌引起局部脓肿；或侵入细胞内，如病毒或立克次体。病原体产生的毒素作用，以白喉为典型。白喉患者大约 1/4 发生心肌抑制。其机制是由其内毒素对循环系统特别是导致心肌细胞与传导系统病变。经动物实验显示，皮下注射白喉毒素几天至十几个小时后所发生的心肌病理酷似临床上白喉性心肌病变。小血管损害造成继发性心肌损害，以立克次体为典型。特别是斑疹伤寒，常引起心肌炎，约占斑疹伤寒死亡病例的 50%。

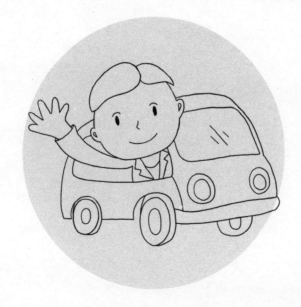

心肌病变以小血管周围炎最显著，形成心内膜下间质性小结节，也可同时有血管内膜炎引起血栓形成及微小的心肌梗死灶。

（2）心脏毒性药物或化学药品直接刺激或损伤心肌。

（3）辐射：心脏区域因受到辐射可以直接损害心肌。

2.免疫反应　人体对外来或自体抗原产生抗体，抗体与组织细胞相结合而引起的局部改变。免疫反应也可间接对异体抗原过敏，如在风湿热时，可能溶血性链球菌细胞壁的一种蛋白成分与人体心肌纤维和血管壁平滑肌在抗原性上相似，通过交叉反应的免疫机制造成心脏损害。

心肌炎的病理

按组织病理学，心肌炎可分以心肌变性为主的实质性心肌炎和以间质损害占优势的间质性心肌炎。根据病变范围的大小，又可将心肌炎分为弥漫性和局灶性，按病情又可分为急性和慢性。

大体标本检查，心肌炎病变比较广泛者，心肌非常松弛，呈灰色或黄色，心腔扩张。如合并心包炎或心内膜炎同时尚可见到心包肿胀，并有心包渗液、心内膜、心瓣膜赘生物形成或溃疡性变化，或有附壁血栓形成。心肌炎病变比较局限者在大体标本上不易发现，仅在显微镜下能发现局灶性变化。因此，心肌炎的病理学检查必须在心脏各个部位的心肌进行多处切片，以免遗漏。

镜检见心肌纤维之间与血管四周的结缔组织中可有组织细胞、淋巴、嗜酸性或中性粒细胞浸润和间质水肿，心肌纤维可有脂性、颗粒性或玻璃样变性，也可有心肌溶解或坏死。心肌炎的病变也可累及心脏的起搏传导系统，如窦房结、房室结、房室束、束支和浦肯野纤维，成为临床上心律失常的发病基础。

病毒性心肌炎的发病机制

由于病毒性心肌炎实验动物模型和培养搏动心肌细胞感染柯萨奇 B 病毒致心肌病变模型的建立，其发病机制已逐渐阐明，目前认为其发病过程包括两个阶段：

第一阶段是病毒经血流直接侵犯心肌，病毒本身所致溶细胞作用，亦称为病毒复制期，是发病早期病毒在心肌细胞内主动复制并直接作用心肌，引起心肌损害和功能障碍。有人将柯萨奇 B 病毒感染小鼠 3 天后，即能发现小鼠心肌已发生散在坏死病灶，感染 5 ~ 7 天后有明显炎性细胞浸润和心肌坏死。病毒感染机体后所致病变主要靠机体细胞膜的受体，业已证实，柯萨奇 B 型病毒的受体定位在人的第 19 号染色体上。因人的心肌细胞膜上存在柯萨奇病毒 B、A 型的受体，又能翻译该类病毒信息，因此该类病毒可在心肌细胞内增殖、复制，导致心肌损伤。此外，病毒也可能在局部产生毒素，导致心肌纤维溶解、坏死、水肿及炎性细胞浸润。因此，多数学者认为，急性暴发性病毒性心肌炎和病毒感染后 1 ~ 2 周内猝死者，病毒直接侵犯心肌，引起心肌损害可能是主要的发病机制。其依据为：从尸检发现病毒存在于心肌中，以心肌分离所得病毒接种动物可引起发病，血清中同型病毒的中和抗体滴定度增高。此外，通过心肌（心内膜）活检，经电子显微镜和荧光免疫法已证实病毒性心肌炎患者心肌中有病毒存在。

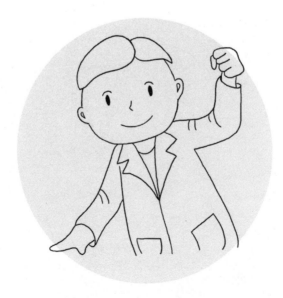

第二阶段主要为免疫变态反应期，对于大多数病毒性心肌炎，尤其是慢性心肌炎，目前认为主要通过免疫变态反应而致病。本期内病毒可能已不存在，但仍有持续性心肌损害，表明免疫反应在发病中起重要作用。Silber 在研究 1918 年和 1957 年全世界流感流行的心肌炎时指出：在流感急性期很少有心脏并发症，临床上明显的流感心肌炎多在恢复期出现，即在原发感染完全恢复后发生，流感严重程度与其引起的心脏病变不平行，流感后心肌炎的发生率相当于 A 型溶血性链球菌感染后风湿热的发生率。在小鼠柯萨奇 B 病毒性心肌炎模型中，用光镜及免疫组化电镜检查，发现自然杀伤（NK）细胞首先出现反应，继之致病毒性 T 细胞及激活的巨噬细胞在靶心

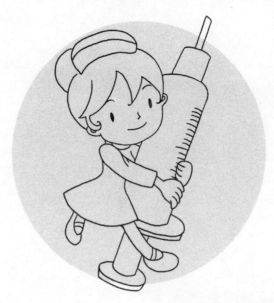

肌区密集，通过细胞介导免疫损伤心肌。晚近，Deguchi 对 8 例病毒性心肌炎患者作心内膜心肌活检，在电镜下发现有病损心肌细胞与巨噬细胞、淋巴细胞相集聚，有抑制性 T 细胞增加，表明细胞免疫在本病发生发展过程中起重要作用。与此同时，有人发现在病毒性心肌炎的心肌内可找到免疫球蛋白（IgG）和补体，表明有体液免疫反应的存在。免疫反应的发生，可能由病毒本身，也可能由于病毒与心肌形成抗原、抗体复合体所致。现已证实，柯萨奇 B 组病毒与心肌有交叉抗原性，通过免疫反应可间接致病。晚近有人观察病毒性心肌炎患者的免疫状态，发现 E- 玫瑰花环形成细胞（E-rosette forming cell，E-RFC）较正常低，虽免疫球蛋白及总补体（C）无大变化，但 C3 值降低，免疫球蛋白 IgG 偏高，20% ~ 30% 病例抗心肌抗体阳性，γ 球蛋白在心肌纤维膜沉积等。上述资料均支持本病的免疫致病机制，表明病毒性心肌炎患者同时存在细胞和体液免疫调节功能失调。

在病毒性心肌炎发病过程中，某些诱因如细菌感染、营养不良、剧烈运动、过度疲劳、妊娠和缺氧等，都可能使机体抵抗力下降而使病毒易感而致病。

⚕ 爆发性心肌炎发生的原因

爆发性心肌炎发生的原因：一是病毒直接作用心肌，导致心肌炎；二是免疫反应，即病毒首先感染人体，在自身免疫的过程中，免疫系统对人体正常细胞进行攻击，产生对心肌的伤害，形成心肌炎。一般会在病毒感染后的 1 ~ 3 周内发生，最常见的就是急性上呼吸道感染和肠道感染而导致的心肌炎。即使看似轻微的感冒或肠胃炎，都可能演变成致命性的心肌炎。

与成人病毒性心肌炎相比，儿童病毒性心肌炎相对临床表现较重，儿童比成人更易患此病。当儿童感冒后，身体出现症状时，父母不可坐视不理，以防错过治疗的最佳时期。

根据病症，心肌炎严重程度可以分为三类：一是轻微，病发症状轻微甚至无病发症状，只能通过心电图发现；二是中等，患者会出现心悸、轻度头晕等症状；三为严重，出现气喘、心悸、头晕、恶心、休克等症状。故心肌炎重者可至猝死，轻者几无症状。

⚕ 心肌炎为何会出现心律失常

心肌炎多数是由感染引起的，但也可以是非感染性疾病所致。

不管何种病因，心肌的变性病灶总伴有不同程度的炎症。病灶通常最终由瘢痕组织代替，所以在局灶性变性之后，总有局部的纤维化。由于心肌的炎症反应，对心肌内小血管的损伤，和由于免疫机制的产生，可出现冠状动脉小分支病变，心脏神经病变和心脏收缩过度状态。如当心室的小动脉被阻塞时，则导致心肌供血不足，收缩能力丧失，心输出量下降，出现心脏扩大和衰竭。当传导系统的小动脉阻塞时，影响到心脏复极，便可发生传导障碍，心律不齐，从而出现各种心律失常。

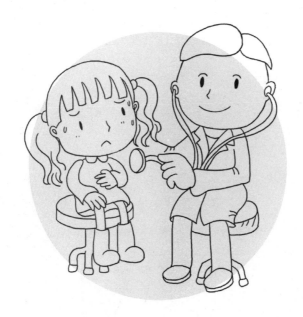

年轻人出现了心律失常一定是心肌炎吗

有些青年人经常因工作紧张、疲劳、惊吓后出现胸闷、气急以及心跳快、心慌等症状。检查心电图有心律失常，常常认为自己患了心肌炎，其实并不一定是心肌炎所致。以上症状出现的心律失常大多数为功能性，即心脏神经功能调节失调所致。此症多见于精神刺激，大脑过度紧张的人，由于自主神经功能失调，大脑皮层的兴奋和抑制过程发生障碍，影响了心血管的正常功能，故而造成心律失常。

因此，患者如果发生了上述情况，首先，不要紧张，放下思想

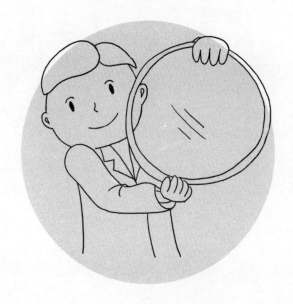

包袱，听轻松音乐，调节自我情绪并在医生的指导下检查治疗，排除其他疾病，用中药调理或短期应用镇静安神药物即可以得到较好的疗效。

除了上述的原因外，少数青年人的心律失常是由感染后引起的心肌炎或先天性心脏病及与遗传有关的心脏病造成的。

什么是伤寒性心肌炎

重症伤寒可并发伤寒性心肌炎（typhoid myocarditis），系伤寒杆菌的内毒素对心肌损伤的结果，严格来讲应称为中毒性心肌炎。

伤寒病全年可见，但夏秋季为多。一般以青少年及儿童多见，40 岁以上的成人病例相对少见。本病中 3.5% ~ 5% 伤寒患者可出现心肌炎的表现，常在病程的 2 ~ 3 周伴严重毒血症者发生。

伤寒性心肌炎的病因

伤寒是由伤寒杆菌引起的急性肠道传染病。伤寒是一种全身性疾病，并非只局限于肠道受损，其可引起肠穿孔、肠出血、中毒性肝炎、支气管炎及肺炎、急性胆囊炎、溶血性尿毒症综合征、溶血性贫血等，其中中毒性心肌炎是其并发症之一。

什么是白喉性心肌炎

白喉是一种由白喉棒状杆菌引起的急性呼吸道传染病，临床上以咽扁桃体炎和（或）喉炎、咽喉部典型灰白色假膜形成及其外毒素所致中毒症状为主要特征，严重者可合并心肌炎，称为白喉性心肌炎，系白喉最严重的并发症和主要死亡原因。目前白喉病在国内已十分少见，本病中 10% ~ 25% 患者有心肌炎表现，严格来讲应称为心肌损害而不是心肌炎症。白喉性心肌炎是白喉最重要并发症之一，约占死亡病例的 50%。

该病是由白喉杆菌引起的急性传染病，系与患者或带菌者接触而感染，常限于上呼吸道，形成坚韧的假膜，紧附于其下的组织，用力撕开即出血。假膜开始出现一侧扁桃体的咽区，严重病例可延及另侧扁桃体及腭垂、软腭、咽壁并可延伸到喉、气管、支气管而引起支气管阻塞，患者最后缺氧而死。白喉也可表现为皮肤型，偶尔侵害眼、中耳、颊黏膜、生殖器，常为继发性。全身影响主要是心肌炎、周围神经炎，系白喉外毒素引起。

治疗心肌炎充分休息很重要

　　目前，治疗病毒性心肌炎尚无特效方法，需要综合治疗。充分休息对心肌炎治疗很重要，急性期需卧床休息到退热后1个月，心影恢复正常，才能下床轻微活动。恢复期应继续限制活动，逐渐增加活动量。一般重症患儿需卧床休息半年以上。抗生素的使用，虽对引起心肌炎的病毒无直接作用，但可消除并发的细菌感染因素，因此在开始治疗时，可适当使用抗生素。保护心肌是治疗心肌炎的又一重要环节，主要包括：大剂量维生素C、维生素E、辅酶Q10、能量合剂、极化液及中医中药等。饮食应当食用富含维生素及蛋白

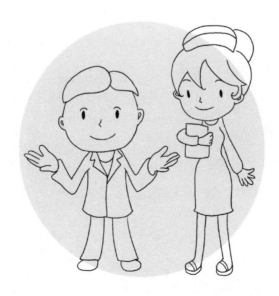

质等易于消化的食物。

由于目前对心肌炎的治疗尚无特效方法，因此做好预防工作尤为重要。要尽可能地让最多的人认识此病的危害性，提高对疾病的认识，让大家知道对付病毒性心肌炎的关键在于预防，平时注意加强锻炼身体，讲究卫生，提高机体的免疫力，尽量避免感冒。孕妇若患感冒，一定要注意休息，减少活动，更不要进行剧烈的运动。一旦出现用"感冒"不能解释的变化时，应及时去医院检查。

虽然目前治疗心肌炎尚无特效疗法，但发现越早，控制越好，心肌受损就越小，预后也就越好。否则因延误治疗或反复发作而演变成慢性心肌病，则预后往往不良。

第 2 章

发病信号

疾病总会露马脚，练就慧眼早明了

病毒性心肌炎的症状

　　病毒性心肌炎是指人体感染嗜心性病毒，引起心肌非特异间质性炎症。病毒性心肌炎可呈局限性或弥散性，病程可以是急性、亚急性或慢性。病毒性心肌炎的症状取决于病变的广泛程度与部位。病毒性心肌炎严重者可致猝死，轻者几无症状。

　　病毒性心肌炎症状在发病前 1 ~ 3 周，常有上呼吸道感染、肺炎、消化道感染和其他病毒性疾病，包括水痘、腮腺炎、麻疹、肝炎等，临床表现有发热、咽疼、咳嗽，腹泻等以及其他病毒感染疾病的一些症状。

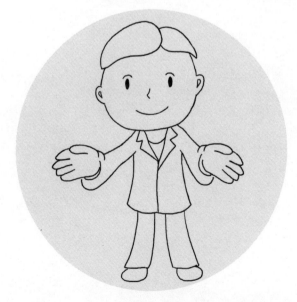

病毒性心肌炎症状主要有乏力、苍白、多汗、心悸、气短、胸闷、头晕、心前区痛、晕厥、惊厥等。

轻型病毒性心肌炎的症状表现：轻型者可无明显自觉症状，有症状者表现为疲乏无力、精神弱，食欲不振等，或有轻微的心悸、胸闷、憋气、气短，体检时面色稍苍白、咽部充血、心动过速或过缓或心律不齐。

中型病毒性心肌炎的症状表现：除有轻型心肌炎所表现的临床症状外，多有充血性心力衰竭，起病较急、疲劳无力较突出，头晕、心悸、胸闷及气短、多汗、面色苍白明显，类似心绞痛，少数有腹痛，关节痛及肌痛。患着可有烦躁不安，有时呼吸急促、手足发凉。心动过速、过缓或不齐、心音低钝，心尖部听到吹风样收缩期杂音，合并心包炎时可听到心包摩擦音。肝脏可有不同程度增大，有疼痛。

重型病毒性心肌炎症状表现：多呈暴发型，起病急骤，数小时至 1 ～ 2 天内出现心功能不全的表现，其体征表现，包括下面几点：

（1）心脏方面：病毒性心肌炎轻者心脏不扩大，一般有暂时性扩大，不久即恢复。心脏扩大显著反映心肌炎广泛而严重。

（2）心率方面：病毒性心肌炎心率增速与体温不相称，或心率异常缓慢，均为心肌炎的可疑征象。

（3）心音方面：病毒性心肌炎心尖区第一音可减低或分裂，心音可呈胎心样。心包摩擦音的出现反映有心包炎存在。

（4）杂音方面：心尖区可能有收缩期吹风样杂音或舒张期杂音，前者为发热、贫血、心腔扩大所致，后者因左室扩大造成的相对性二尖瓣狭窄。杂音响度都不超过三级，心肌炎好转后即消失。

（5）心律方面：极常见，各种心律失常都可出现，以房性与室性早搏最常见，其次为房室传导阻滞。此外，心房颤动、病态窦房结综合征均可出现。心律失常是造成猝死的原因之一。

（6）心力衰竭：重症弥漫性心肌炎患者可出现急性心力衰竭，属于心肌泵血功能衰竭，左右心同时发生衰竭，引起心排血量过低，故除一般心力衰竭表现外，还易合并心源性休克。

病毒性心肌炎患者，无论是轻、中、重型患者，只要能及时发觉病毒性心肌炎的症状，及时就医或及时抢救，大部分都能较快好转。

病毒性心肌炎的分型与分期

根据病毒性心肌炎的不同临床表现，本病大致可分以下 7 型：

①隐匿型：无自觉症状，因健康检查见心脏扩大或心电图异常而发现，或因意外事件死亡尸检中发现。

②猝死型：多为局灶型心肌炎，症状隐匿，多因突然发生心室

颤动、心脏停搏而死亡。本型是青少年最常见猝死原因。

③心律失常型：常以心悸为主要症状，多为频发性前期收缩，以室性期前收缩多见，可呈二、三联律，也可出现Ⅰ～Ⅲ度房室传导阻滞。

④心力衰竭型：此型心肌损害多较弥漫而严重，心脏常明显扩大，可表现为左、右心或全心衰竭，临床上尤以左心衰竭多见，部分急性左心衰竭并胸痛，检查有血清酶学改变，心电图也可出现病理性Q波，可酷似急性心肌梗死。本型常并发心包炎。

⑤暴发型：常在病毒感染后数天内出现急性心力衰竭、心源性休克或严重心律失常，病死率高。

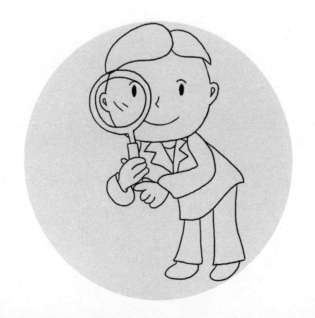

⑥慢性心肌炎：表现为病情迁延反复，时轻时重，呈慢性过程，常伴进行性心脏扩大和心力衰竭，每因感冒或病毒感染而加重，也可在病程中猝死。但多数经数年至数十年后因心功能不全致死。本型有时与原发性扩张型心肌病难以鉴别。

⑦后遗症型：患者心肌炎虽已基本痊愈，但可遗留不同程度心律失常或心悸等症状。

根据病情变化和病程长短，病毒性心肌炎可分为 4 期：

①急性期：新近发病，临床症状明显而多变，病程多在 6 个月以内。

②恢复期：临床症状和心电图改变等逐渐好转，但尚未痊愈，

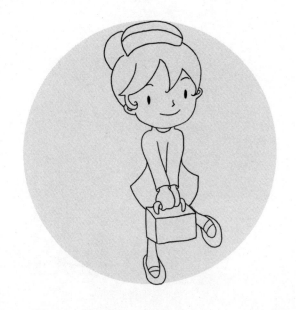

病程一般在 6 个月以上。

③慢性期：部分患者临床症状、心电图、X 线、酶学等检查呈病情反复或迁延不愈，实验室检查有病情活动的表现，病程多在 1 年以上。

④后遗症期：患心肌炎时间久，临床已无明显症状，但遗留较稳定的心电图异常，如室性期前收缩、房室或束支传导阻滞、交界区心律等。

病毒性心肌炎的并发症

病毒性心肌炎常发生心律失常、心力衰竭、心脏性猝死及扩张型心肌病等并发症，重症者可危及生命。

（1）心律失常：病毒性心肌炎 90% 的患者以心律失常为首发症状，其中以室性心律失常为主，占 70%，严重者可发生重度房室传导阻滞，甚至室性心动过速、心室颤动。

（2）心力衰竭：重症急性心肌炎由于心肌受病毒侵害的范围广，心肌细胞损害严重，常常出现心脏扩大，充血性心力衰竭，甚至心源性休克，有时快速型心律失常也可导致心力衰竭，严重者可致死。

（3）心脏性猝死：病毒性心肌炎所致的心脏性猝死，病因包括心律失常、心力衰竭、心源性休克。很多猝死的患者生前并没有明显的心肌炎表现，只是在尸检时发现有病毒性心肌炎的存在。国内报道病毒性心肌炎暴发流行时，心脏猝死可达23.6%。

（4）扩张型心肌病：病毒性心肌炎慢性迁延，可发展成为扩张型心肌病，表现为心室扩大，以左室扩大为主，或出现左右心室扩大，心室收缩功能下降，出现心力衰竭和各种心律失常。国外报道病毒性心肌炎患者中患扩张型心肌病的发病率为10%。对病毒性心肌炎随访报道，7% ~ 30%患者转变为扩张型心肌病，最高的比率达50%。我国学者对急性心肌炎患者进行的随访调查结果，有37%的患者出现早期扩张型心肌病的表现。

孩子多动或许是心肌炎

病毒性心肌炎发病年龄以3 ~ 10岁小儿多见，临床表现轻重不一，约半数小儿在心肌炎出现前数日至1 ~ 3周有感冒或胃肠道症状，如发热、咳嗽、恶心、呕吐、全身不适等，常伴肌肉痛、关节痛。发病后，轻者没有明显的自觉症状，只出现心电图改变，一般为精神萎靡、面色苍白、乏力、多汗、食欲不振或恶心、呕吐、上腹疼痛等。年龄较大的患儿可自述头晕、心悸、胸闷、气短（长出气）、心前区不适或疼痛。

小儿的心脏由于对缺氧、缺血的耐受力低，所以极易出现心律失常，甚至心力衰竭。小儿心力衰竭一般起病急，进展迅速，有的甚至几分钟内出现呼吸困难，同时出现呕吐、烦躁、多汗、面色苍白、发绀、四肢发凉、脉快无力，听诊肺部有啰音。此时，若不及时就诊，患儿很可能有生命危险。

孩子自我保护意识差，生病期间也会奔跑、打闹、嬉戏，这样会增加心脏的负担，加重心肌炎。

所以，小儿感冒时应注意休息、保暖，以防反复感冒，多饮水，清淡饮食，吃维生素 C 含量高的蔬菜和水果或适当补充维生素 C。

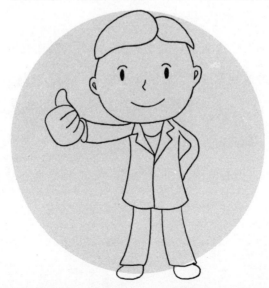

值得注意的是，有些家长因害怕孩子耽误学习，感冒期间仍让其坚持上学，会因过度劳累而加重心脏负担，非常不可取。

妊娠期妇女应警惕心肌炎

妇女妊娠期也可发生心肌炎，此时发生心肌炎，无论对大人还是胎儿，其危险性都是非常高的，尤其是心肌炎后遗症对妊娠妇女有较大影响。

心肌炎发病有没有季节性

心肌炎的发病没有明显的季节性，多数为散在发生，很少造成流行。临床表现差异很大，婴幼儿多较重，成人则较轻，约50%的患者发病前 1 ~ 3 周有呼吸道或消化道感染史。轻的心肌炎患者可无明显不适，常不为人们所忽视，在很多情况下是因为并发患有其他疾病就诊时，做心电图、拍胸片或超声心动图等检查时才被发现。重者症状明显，可并发严重心律失常、心源性休克、急性心力衰竭，甚至可在数小时或数日内猝死。如患者在发热、腹泻、咽痛、流涕、咳嗽或肌肉酸痛等病毒感染症状出现后 1 个月左右，又出现胸闷、胸痛、心悸及气短等情况时，应及时到医院明确诊断。

病毒性心肌炎的主要症状一般有发热、乏力、苍白、多汗、心悸、气短、胸闷、头晕、心前区闷痛，晕厥、惊厥等。若反复迁延不愈或合并心力衰竭，心脏扩大明显。后者可见心搏动减弱，伴肺淤血、肺水肿或胸腔少量积液。

伤寒性心肌炎的临床表现

（1）有伤寒病的典型表现：典型伤寒的自然病程约为 4 周，可出现高热、消化道症状、神经系统症状、肝脾肿大、皮疹等症状。而伤寒型心肌炎多发生在伤寒的极期(即发病 1 周后，持续 2～3 周)。一般伤寒常有相对缓脉（脉搏加快与体温上升不呈比例）或重脉，如患者相对缓脉不明显时要警惕伤寒性心肌炎的存在。

（2）伤寒性心肌炎的临床表现：多见于重症伤寒患者，可伴有严重毒血症症状。患者可出现心音低钝、心动过速（典型伤寒者应为相对性缓脉）、奔马律、可有期前收缩，患者可诉心悸、胸闷和气短，心浊音界可轻度扩大，血压降低，但严重心功能不全少见。偶可引起伤寒杆菌性心内膜炎。

伤寒性心肌炎的并发症

伤寒性心肌炎病常发生心律失常、心力衰竭、心脏性猝死等并发症，重症者可危及生命。

（1）心律失常：伤寒性心肌炎可出现心律加快、期前收缩等表现，心电图上可显示 P–R 间期延长、S–T 段偏移和 T 波改变等。

（2）心力衰竭：重症急性心肌炎由于心肌受病毒侵害的范围广。心肌细胞损害严重，可出现心脏扩大，充血性心力衰竭等。

（3）心脏性猝死：伤寒性心肌炎合并完全性房室传导阻滞可能是心脏性猝死的原因。

第 3 章

诊断须知

确诊病症下对药，必要检查不可少

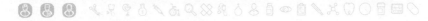

心肌炎的实验室检查

血液化验检查：白细胞计数可升高，急性期红细胞沉降率可增速，风湿性心肌炎患者可有抗溶血性链球菌 O 增高。少数患者有血清酶如转氨酶（ALT）、乳酸脱氢酶（LDH）、肌酸磷酸激酶（CK）及其同工酶 CK-MB 增高。外周血中自然杀伤细胞活力下降，由新城鸡瘟病毒诱导的 α 干扰素效价低，由植物刀豆素诱导的 γ 干扰素效价高于正常。此外，抗核抗体、抗心肌抗体、类风湿因子、抗补体抗体的阳性率常高于正常人，补体 C3 及 CH50 常低于正常人。但检测结果均不具有病因鉴别诊断价值。

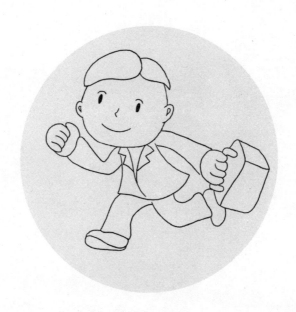

心肌炎的其他辅助检查

（1）心电图：主要有 ST 段和 T 波变化，T 波压低或倒置，有时呈冠状 T 波变化，ST 段变化一般较轻；心律失常较常见，除窦性心动过速和窦性心动过缓外，可出现各种异位心律，如房性早搏、阵发性心动过速或房颤，交界区期前收缩、室性早搏、室性心动过速、心室颤动；并可出现不同部位不同程度的传导阻滞。约 1/3 患者可有 I 至 II 度房室传导阻滞，迅速发展为 III 度房室传导阻滞。传导阻滞可出现于急性期，在恢复期消失，也可因瘢痕愈合而产生永久性的传导阻滞，或由瘢痕灶而引致过早搏动的间断出现，Q-T 间期延长，低电压；少数患者可出现类似急性心肌梗死的 Q 波。

（2）X 线检查：局灶性心肌炎无异常发现。病变属弥漫者可见心影扩大，心脏搏动减弱，有心力衰竭者则有肺充血或肺水肿。并发心包炎者可因心包积液而心影增大。

（3）超声波：超声心动图检查可见心腔扩大，心室功能和舒张功能减退，舒张末期径增加，常见有局部室壁运动异常，包括心尖部、后壁和游离壁。在发病后数天数周内出现心室壁厚度增加，在数月后可消失，认为与间质水肿有关。

（4）心内膜活检：多用活检钳经静脉系统入右心室，在室间隔右侧钳咬心内膜心肌标本，做病理学、免疫组织化学及特异性病毒RNA 等检测。心肌标本在镜下可见心肌间质水肿，炎细胞浸润及肌纤维变性、坏死，心肌细胞损伤可表现为空泡形成，细胞外形不规则以及细胞破裂伴淋巴细胞聚集在细胞表面。后期显示炎细胞浸润消失，可见少数远离心肌纤维的炎性细胞，间质有明显局灶性、融合性或弥漫性纤维化等病理改变。但是，心内膜心肌活检组织病理形态学方法诊断心肌炎的敏感性低，且不具病因学鉴别诊断价值。采用直接免疫荧光法和免疫过氧化酶细胞标记法定量评价心肌组织中炎症细胞浸润，可提高心肌炎诊断的敏感性。此外，采用统一诊断标准可避免病理结果判断的混乱。近年来采用分子杂交技术检测心肌活组织中病毒核糖核酸的手段，已用于心内膜心肌活检的冰冻切片，进行肠道病毒 RNA 的原位杂交，检测心肌中病毒 RNA 或DNA，如检测到病毒 RNA 则是病因诊断的最特异和最可靠的依据。

（5）放射核素检查：2/3 患者可见左心室射血分数减低。对病毒性心肌炎的动物模型的研究提示放射核素 ^{111} 铟（^{111}In）标记单克隆抗心肌肌球蛋白抗体扫描显影对检出心肌炎有潜在的用途。临床研究也证明有较好的敏感性。但是，大部分扫描阳性而活检结果阴性。这些表现可能表明小部分患者为假阴性结果，而大部分患者为假阳性扫描。对临床怀疑心肌炎，而扫描阳性的患者，无论心肌活检是阳性或阴性，接受免疫抑制治疗后＞75% 患者左心功能明显改善。相反，扫描阴性的患者，仅有 16% 的患者左心功能改善，与在其他疾病诊断中的应用一样，抗心肌肌球蛋白抗体扫描显影并不是完全特异性的，但其敏感性足以提示心肌炎的诊断。此外，扫描阳性可为判断预后提供有用的信息。

（6）病因学检查：根据不同病因而有不同发现。伤寒时，血、大便培养可阳性；脓毒血症或菌血症时，血培养也可有细菌生长。病毒性心肌炎可从咽拭子或大便中分离出病毒，血清中特异抗体增高，柯萨奇 IgM 抗体阳性。如作心肌活检则可能从心肌标本中分离出病毒，或用免疫荧光法找到特异抗原，或在电镜检查下发现病毒颗粒。

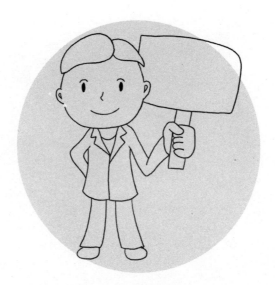

心肌炎的鉴别诊断

下列疾病需与心肌炎相鉴别：

（1）心脏 β 受体功能亢进：本病年轻女性多见，主诉常多变，心电图常显示在 Ⅱ、Ⅲ 导联或 V1 ~ 3 等右胸导联发生 ST 段、T 波改变及窦性心动过速，普萘洛尔试验可使 ST-T 恢复正常。而心肌炎所致的 ST-T 改变系心肌损害所致，一般不能在普萘洛尔试验和用药治疗后短期内恢复正常。

（2）二尖瓣脱垂综合征：二尖瓣脱垂综合征和心肌炎在心电图上都可出现 ST-T 改变和各种心律失常。但是，本症多见于女性，在心前区有收缩中期 - 晚期喀喇音或伴收缩晚期或全收缩期杂音。M 型超

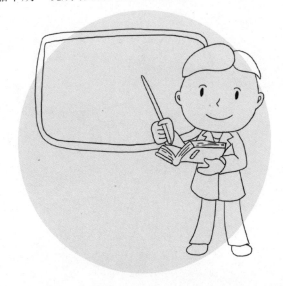

声心动图检查显示二尖瓣后叶和（或）前叶的游离缘在收缩中期鼓入左心房，二尖瓣的前后叶在收缩期开始时相互接合，并稍向前移动，至收缩中期突然向后移动，形成一个横置的"?"号。或二尖瓣叶体部在整个收缩期中，呈全收缩期向后弓形凸出，CD 段呈吊床样弯曲。两维超声心动图可示二尖瓣瓣叶对合的位置后移，二尖瓣叶在收缩期向上运动，超越主动脉瓣基底部与房室交界处的连线而鼓入左心房。

（3）冠心病：与心肌炎一样，均可累及心肌。通常冠心病有易患因素，如高血压、高血脂、肥胖、糖尿病和吸烟。年龄多在 50 岁以上，如无心肌梗死，短期内出现心律失常且演变迅速，如Ⅰ度房室传导阻滞在 1～2 天内很快演变成Ⅱ度、Ⅲ度传导阻滞，则多考虑心肌炎的诊断。冠脉造影可有助于诊断。

如何判定心律失常是由病毒性心肌炎引起的

判定心律失常是否由病毒性心肌炎引起的主要有以下几点：

（1）常先有感染：尤其是上呼吸道感染，并常有发热、关节疼痛，全身倦怠等症状。少数患者伴有恶心、呕吐等消化道症状。

（2）随后出现心悸、胸闷、心前区隐痛、头昏、呼吸困难等心肌炎症状。

（3）体检可发现与发热程度不平行的心动过速或其他各种心律失常，部分患者有心脏扩大，心音改变，可听到第三心音或第一心音减低或第四心音奔马律。

（4）实验室检查：血白细胞计数可升高或不高，如急性期红细胞沉降率可增快、血清酶包括谷草转氨酶、乳酸脱氢酶、磷酸肌酸激酶等均可增高。心电图可见 ST-T 改变，R 波减低，病理性 Q 波，约 1/3 患者可有 I 至 II 度房室传导阻滞。

（5）病因学检查：咽拭子或粪便中可分离出病毒，血清中特异抗体增高，IgM 滴定度增高。如作心肌活检则可从心肌分离出病毒。

所以临床上诊断心律失常是否由心肌炎引起，必须结合病史、临床表现和辅助检查来判定。

另外，心肌炎也可以是由"细菌"感染引起，如链球菌感染引起的风湿热也可造成风湿性心肌炎，根据血象，血沉、抗"O"及病史，不难与病毒性心肌炎相鉴别。

心肌炎的心律失常在何种情况下易出现

如果心肌炎的病变影响心脏的起搏传导系统如窦房结、房室结、房室束和蒲肯野纤维，则易出现心律失常。

另外，心肌炎患者在急性期应充分休息，防止过度疲劳、情绪激动、饱餐、过食辛辣及肥甘厚味、房事过度等。否则，上述情况容易加重心肌负担而加重病情，出现心律失常。

病毒性心肌炎的鉴别诊断

（1）风湿性心肌炎：有典型风湿热表现者，两者鉴别不难，一般可从以下几点作鉴别：

风湿性心肌炎常有扁桃体炎或咽峡炎等链球菌感染史，抗"O"增高，血沉多明显增快，C反应蛋白（CRP）阳性，心电图改变以P-R

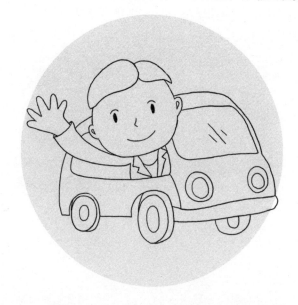

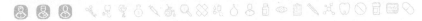

间期延长较常见，咽拭物培养常有链球菌生长，且多有大关节炎，鉴于风湿性心肌炎常有心内膜炎，因此二尖瓣反流性收缩期杂音多较明显，且可因瓣膜水肿、炎症出现舒张期杂音（Carey Coombs 杂音），若心脏扩大不明显，而杂音较响亮，则风湿性可能性更大。相反，病毒性心肌炎多无舒张期杂音，抗"O"不增高，心电图以 ST-T 改变及室性期前收缩多见，血沉正常或轻度增高，但血清酶学多有改变，咽拭物、粪、血中可能分离出病毒，或恢复期血清病毒中和抗体效价比病初增高 4 倍以上具有诊断价值。若临床上仍难以鉴别，则可先用阿司匹林治疗，若属风湿性心肌炎常能奏效，而病毒性心肌炎无效。

（2）β 受体功能亢进综合征：本征多见于年轻女性，常有一定

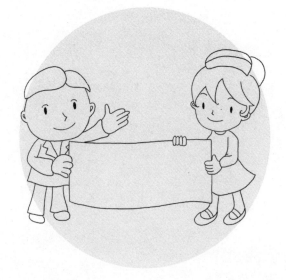

精神因素为诱因，主诉多易变，而客观体征较少，无发热、血沉增高等炎症证据，主要表现为心电图 ST 段、T 波改变及窦性心动过速，口服普萘洛尔 20 ~ 30mg 后半小时即可使 ST 段、T 波改变恢复正常；而病毒性心肌炎所致 ST–T 改变系心肌损害所致，口服普萘洛尔后短期内不能恢复正常。此外，β 受体功能亢进综合征无心脏扩大、心功能不全等器质性心脏病的证据。

（3）心包积液：病毒性心肌炎有时亦可累及心包，甚至心包积液，称病毒性心肌心包炎，此时应与其他原因所致心包炎作鉴别。风湿性心包炎常是风湿性心肌炎的一部分，常有风湿热的其他表现，两者鉴别多无困难。化脓性心包炎常有化脓性感染灶，全身中毒症状重，血培养或心包液培养易获阳性，抗生素治疗有效。结核性心包炎多有结核病史和结核中毒症状，较少累及心肌，也很少引起心律失常，心包液糖含量低，有时可呈血性，抗结核治疗有效，若治疗不当可演变为缩窄性心包炎，而病毒性心肌心包炎一般积液量不多，很少发生心脏压塞征象，心包液细菌培养阴性，仅少数有可能形成缩窄性心包炎。至于肿瘤性、尿毒性心包炎，各有其临床特点，易与病毒性心肌炎作鉴别。

（4）原发性心肌病：可有家族史，病程长，进展缓慢，扩张型心肌病心脏常明显扩大，可有动脉栓塞现象，病毒分离阴性，血清病毒中和抗体效价无短期内增高，心电图常有各种心律失常，较病毒性心肌炎严重，可出现病理性 Q 波等。但晚近有更多资料表明，部分病毒性心肌炎可演变为临床扩张型心肌病，某些所谓原发性心肌病可能是慢性病毒性心肌炎或心肌炎的晚期表现，以致两者难以鉴别。

心肌炎的心律失常有哪些心电图表现

心肌炎（急性期）心电图表现：

（1）ST-T 改变：以 R 为主导联 ST 段呈水平或近似水平型下移，以 S 波为主导联 ST 段下移，以 R 为主的导联 T 波低平、双相或倒置。这些改变时间较长，随着病情好转而缓慢恢复。

（2）Q-T 间期延长。

（3）传导系统功能障碍：第Ⅰ～Ⅱ度的房室传导阻滞较为多见，也可出现窦房传导阻滞及束支传导阻滞等。

（4）出现其他心律失常：急性心肌炎可以出现诸多心律失常，如各种过早搏动、心房颤动、窦性心动过速或过缓、阵发性或非阵发性心动过速等。

心电图对心肌炎的诊断不具特异性。但心电图对判断其预后有一定意义，如心肌炎表现为心肌缺血而伴有Ⅱ、Ⅲ度窦房阻滞或Ⅱ、

Ⅲ度房室传导阻滞者，或合并有病态窦房结综合征，或有其他危险性心律失常者，如经治疗后，心电图恢复不理想，则预后往往不佳，或需进一步安装起搏器治疗。

伤寒性心肌炎的实验室检查

1.一般检查

（1）血白细胞总数常降低，分类计数见中性粒细胞减少伴核左移，淋巴、单核细胞相对增多；嗜酸粒细胞减少或消失。

（2）尿常规：可有轻度蛋白尿，偶尔可见少许管型。

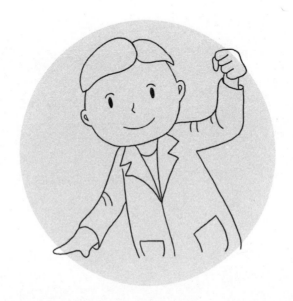

（3）便常规：在肠出血的情况下，可有便潜血或血便。

2.细菌培养　进行伤寒杆菌的病原学检查是确诊伤寒的依据。检材可取自血液、骨髓、尿、便及玫瑰疹刮出液等。

3.伤寒血清凝集试验阳性。

4.酶联免疫吸附试验　可检测伤寒杆菌的各种抗体。

5.其他辅助检查

（1）心电图：常见窦性心动过速，可出现 P-R 间期延长，ST-T 改变等心肌损害表现，期前收缩也不少见，偶可发生室性心动过速。

（2）超声心动图：可发现室壁运动减弱和左室功能损害。偶尔可有心包积液。

第 4 章

治疗疾病

合理用药很重要，综合治疗效果好

🩺 心肌炎的治疗原则

心肌炎的治疗包括静养、改进心肌营养、控制心功能不全与纠正心律失常、防止继发感染等。

🩺 病毒性心肌炎的辨证施治

1. 辨证分型

（1）邪毒侵心症状：发热恶寒，头痛身楚，鼻塞咽痛，或伴咳嗽，心悸气促，胸闷胸痛。舌红，苔薄，脉结代或促。

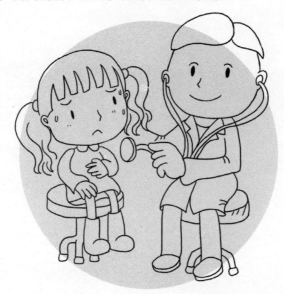

证候分析：温热邪毒，袭于肌表，正邪交争，而发热恶寒；肺卫失宣则头痛身楚，鼻塞咽痛，或伴咳嗽；邪盛正虚，邪毒入侵，内舍于心，损伤心脉，遏阻气血，则心悸气促，胸闷胸痛；舌红，苔薄，脉结代或促，均为邪毒侵心之征。

（2）寒毒凝心症状：发热恶寒，无汗，头身疼痛，骨节酸楚，胸闷或痛，心悸气短。舌淡，苔薄白，脉迟或迟紧，或结代。

证候分析：风寒外袭，正邪交争，则发热恶寒；邪束肌表，经气不利，则无汗，头身疼痛，骨节酸痛；寒毒内侵，凝滞心脉，心血失运则胸闷胸痛，心悸气短；舌淡，苔薄白，脉迟或迟紧，或结代均为寒毒凝滞之征。

（3）水气凌心症状：胸闷气喘，不能平卧，四肢不温，口唇青紫，腹胀肢肿。舌质紫，舌苔白腻，脉沉细。

证候分析：邪伤心阳，阳虚水泛，水气凌心，痹阻心脉，则胸闷气喘，不能平卧，口唇青紫；水气内停，则腹胀肢肿；阳气虚弱，则四肢不温；舌质紫，舌苔白腻，脉沉细，均为阳虚血瘀之征。

（4）痰热互结症状：胸闷心悸，心前区憋痛，口苦口腻，或口干便秘；舌红胖，苔腻浊或腻黄，脉滑数或促。

证候分析：痰湿为患，热毒侵心，与痰互结，瘀阻心脉，故见胸闷心悸，心前区憋痛；痰热内盛而口苦口腻；热伤阴津则口干便秘；

舌红胖，苔腻浊或腻黄，脉滑数或促，均为痰热内盛，瘀于心脉之征。

以上四型，见于病毒性心肌炎急性发作期。

（5）气阴两虚症状：心悸怔忡，胸闷气短，身倦乏力，或五心烦热，自汗盗汗。舌红少津，苔薄，脉细弱或结代。

证候分析：邪毒侵心日久，灼伤心阴，损及心气，心失所养，则心悸怔忡；气不运血，心血迟滞，则胸闷气短；气阴两虚，虚热内迫，则身倦乏力，五心烦热，自汗盗汗；舌红少津，苔薄，脉细弱或结代，均为心之气阴两虚之征。

（6）气阳两虚症状：胸闷心悸，气短乏力，头晕，面色白，肢冷畏寒，便溏。舌淡胖，脉沉细而迟。

证候分析：邪伤气阳，胸阳不足，心血失运，故胸闷心悸，气短乏力；血不上荣则头晕；阳虚失于温运，则面色白，肢冷畏寒，便溏；舌淡胖，苔白滑，脉沉细而迟，均为气阳两虚之征。

以上两型，多见于病毒性心肌炎慢性期。

2. 诊断要点

（1）临床主要表现：发病前 1～3 周内有急性病毒性感冒史，或感冒同时出现胸闷、心悸、气急、乏力等，严重者表现为心悸、呼吸困难、心前区痛，水肿、昏厥，甚至猝死。心脏听诊显示心律不齐，心动过速，心动过缓，心音低钝等。

（2）实验室检查：心电图显示 ST–T 段改变，各种心律失常，包括室性、房性、交界性早搏，以及各种传导阻滞等。抗心肌抗体检测阳性。

3. 施治原则

（1）邪毒侵心治则：清热解毒，疏邪清心。

（2）寒毒凝心治则：祛寒逐邪，温养心脉。

（3）水气凌心治则：温阳益气，利水活血。

（4）痰热互结治则：清化热痰，活血化瘀。

（5）气阴两虚治则：益气养阴，宁心安神。

（6）气阳两虚治则：补益心气，温振心阳。

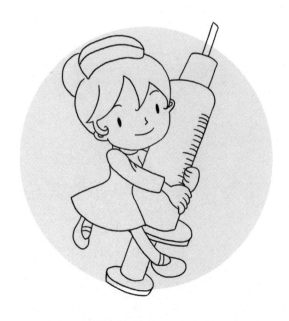

4.注意事项

（1）病毒性心肌炎急性发作期应积极就医，并卧床休息，6个月内尽量减少活动，以利于病情好转痊愈。

（2）病毒性感冒或腹泻，应及时治疗。

（3）劳逸适度，慎防情绪刺激。

告诉您几个治疗心肌炎的偏方

偏方一： 人参龙眼汤丸

红参片 6g，单独煎 3 次，取煎液 50ml。龙眼肉 12g 与红糖 10g

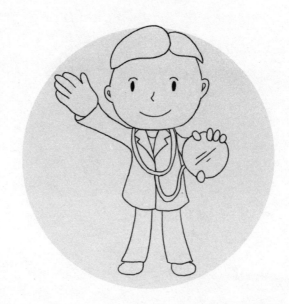

剁成汤圆心子；糯米粉 100g 水调做成汤圆面，将心子放入其中，煮熟后冲入人参液。早、晚当点心，1 剂分数次食完，可连食 1 周以上。

功能补益心气，安神定悸。主治心气不足型心肌炎；症见心悸易惊，气短乏力，心神不安，少寐多梦，舌质淡苔薄，脉沉细无力或结代。

偏方二：人参麦冬炖猪心

人参 5g，麦冬 15g，大枣 3 颗，猪心 75 ~ 100g，水 1 碗，炖熟，油盐调味。

主治心气阴两虚型心功能不全。

偏方三：三七炖瘦猪肉

三七粉 3g 或三七 2 ~ 4 粒，瘦猪肉 75 ~ 100g，大枣 3 颗，水 1 碗，炖熟，油盐调味。

主治心肌炎；症见心痛者。

偏方四：

药物组成：党参 10g，黄芪 10g，炒白术 10g，当归 10g，茯苓 10g，茯神 10g，远志 6g，薤白 6g，桂枝 6g，炙甘草 6g。

用法：上药先用清水浸泡半小时，煎煮 2 次，药液对匀，分 2 次服，每日 1 剂。

适应证：心脾两虚，阳气亏虚型病毒性心肌炎，症见气短，食欲缺乏，面色苍白，肢冷多汗，便溏，心率慢，舌淡苔白，脉细无力，心电图检查有房室传导阻滞或束支传导阻滞等。

偏方五：

药物组成：黄连3g，黄芩9g，黄柏6g，炙黄芪12g，党参12g，生地20g，当归9g，麦冬12g，五味子3g，炙甘草9g，琥珀粉（冲服）15g。

用法：水煎，分两次服用，每日一剂。

适应证：病毒性心肌炎急性期。

小儿心肌炎诊治须知

3岁的敏敏患了感冒，打喷嚏、流鼻涕、发热伴咳嗽，妈妈给他服了一些感冒药，以为很快会好，谁知几天后敏敏表现多汗、呼吸较快、没走几步要妈妈抱，妈妈当即把他送医院去检查，结果诊断为轻度病毒性心肌炎，住院治疗一周好转后出院。妈妈以为敏敏已痊愈，照常让他活动。一周前敏敏又患了感冒，不久出现面色苍白、气促，妈妈不敢怠慢，立即带他到医院检查，结果心肌炎复发，立即住院治疗。敏敏妈妈不明白孩子感冒为何会患心肌炎，怎样诊断和正确治疗呢？怎样配合医生治疗？带着这些问题去请教了专科医生。

怎样知道孩子患了病毒性心肌炎？

医生：目前已知引起儿童心肌炎的祸首有 20 多种病毒，这些病毒进入血液后直接侵入心肌，同时使机体产生损害心肌的一些物质，引起心肌炎。孩子在感冒后不久出现气促、胸闷、面色苍白等症状，此时应到医院进行详细的检查。首先要做心电图检查，如果发现有心律失常或 T 波的明显异常，结合临床对诊断很有意义。当然不能单凭心电图就认为是患了心肌炎，还需进行血液检查，如心肌酶谱和心肌肌钙蛋白测定。目前心肌酶谱正常值多为成人标准，而小儿的正常值要高于成人，所以不要认为孩子心肌酶谱值增高就认为是患了心肌炎。由于影响心肌酶谱的因素较多，很多医院采用测定心

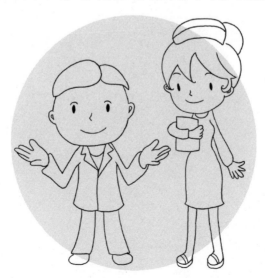

肌肌钙蛋白来辅助诊断心肌炎。对较重的心肌炎小儿可检查超声心动图，以发现心腔扩大和心功能有否降低。对复杂的患儿，必要时还需进行心肌、心内膜活组织检查来确诊。

孩子患了心肌炎会影响今后健康吗?

医生：对患病毒性心肌炎的孩子，只要及时诊断和治疗，大部分是可以痊愈的，不会影响今后的健康。但如果治疗不及时或未彻底治疗好，常会复发，甚至发展成迁延性心肌炎或心肌病，到那时要恢复正常就非常困难，会影响孩子的生长发育。

怎样防治心肌炎?

医生：首先家长要配合医生治疗，尽量让患儿休息好，以减轻

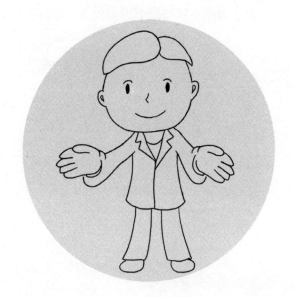

心脏负担。吃易消化食物，多吃新鲜蔬菜和水果。目前对心肌炎尚无特殊的治疗方法，常用大剂量的维生素 C 静脉注射和辅酶 Q10、能量合剂等。对较重的急性患者需用皮质激素。有心力衰竭和心律失常的患者要用药纠正。

中医治疗心肌炎有效吗？

医生：中医治疗心肌炎有较好的效果，由于中医重视整体的调节，疾病恢复较快，不良反应也少。常用的有炙甘草汤加减，如炙甘草、丹参、黄芪、麦冬、党参、茯苓煎汤，每日一剂。也常用中成药，如独参针剂加入葡萄糖液中静脉点滴。用黄芪注射液加入葡萄糖液中静脉滴注。此外还有抗柯注射液、丹参注射液等。目前许多资料已证明采用中医和中西医结合治疗心肌炎有明显的效果。

病毒性心肌炎的治疗

病毒性心肌炎是指以心悸、胸闷、心前区隐痛、乏力为主的一种由各种病毒感染引起的心肌急性或慢性炎症。儿童及青壮年多患，病程长短不一，短者数月，长者几年，甚至几十年，常留有不同程度的后遗症。其病因主要与病毒特别是柯萨奇病毒感染有关，每并发于流感、支原体肺炎、脊髓灰质炎（今少见）、流行性腮腺炎、麻疹（今少见）等病。

（1）临床表现：发病前有发热恶寒、全身酸痛、咽痛、腹泻等病毒感染症状。早期仅仅在轻度活动时，有气促与心悸。1～4 周后出现心悸、胸闷、心前区隐痛、乏力等症，少数可昏厥，重者在短期内发生心力衰竭或心源性休克。检查，早期无明显阳性体征，后则有心率增快与体温增高不相称，心脏可扩大或不扩大，心尖区可有收缩期吹风样杂音，第一心音减弱或分裂，可有各种心律失常，其中以早搏与房室传导阻滞最为常见，少数可发生心室颤动或停搏。

化验白细胞计数可升高或正常，少数则谷草转氨酶、肌酸磷酸激酶及乳酸脱氢酶增高。心电图检查 T 波低平或倒置，有时呈冠状动脉缺血型 T 波改变，ST 段可轻度下移。X 线检查，少数有心影扩大，心搏动减弱，重者可有肺淤血或肺水肿。

（2）治疗：药物组成：金银花 10g，紫苏 10g，大青叶 20g，连翘 10g，射干 10g，苦参 10g，佩兰叶 10g，荜茇 3g，制附片 10g，人参 10g，锁阳 10g，巴戟天 10g，青蒿 10g，续断 10g（共 14 味药，其中 1～8 味抗病毒，9～10 味类糖皮质激素，11～14 味调节免疫。妊娠期慎用射干、附子，血压偏高者慎用附子）。用法：每日 1 剂，水煎，每剂煎服 2～3 次。3 个月为 1 疗程，连服 3 个疗程。

病毒性心肌炎的治疗周期

病毒性心肌炎一经确诊，急性期患者应充分休息，轻症者在心脏功能恢复正常后，还需要休息至少 3 个月，重症者应休息半年至 1 年。

治疗上可采用抗病毒药物，如用金刚烷胺、阿糖胞苷及干扰素等；选用维生素 C、肌苷、三磷酸腺苷、辅酶 A、细胞色素 C 等，来促进心肌细胞的代谢，有助于损伤心肌的修复。

此外，运用中药辨证论治，适当应用板蓝根、连翘、贯众、虎杖等清热解毒药物对病毒性心肌炎有很好的疗效。

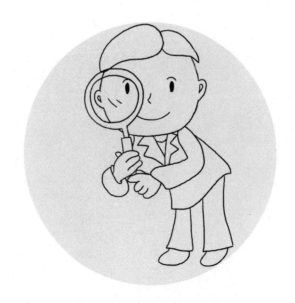

一般病毒性心肌炎在医院治疗大约 3 周时间，然后可以在家治疗。由于病毒对心脏损害的特殊性，其恢复期要长于病毒对其他脏器的损害，一般为 3 个月到半年。在此期间有些心肌炎患者因不愿意耽误课程，会坚持到学校学习，但要注意不要过于劳累，适当限制体力活动，并且要定期到医院复查。

治疗心肌炎所致心悸的食物

用食物治疗心律失常（中医谓心悸），最早见于《灵枢·五味》篇，其曰："心病者宜食麦、羊肉、杏、薤。"其中"薤"即薤白，

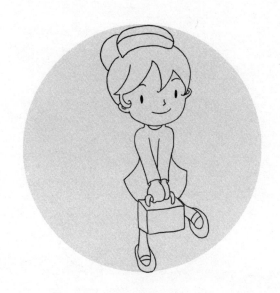

现代医学已证明是治疗冠心病的有效药物。这一记载可能是我国古代医药文献中应用中草药治疗心血管疾病的最早记载，比英国人布伦顿发现亚硝酸戊酯治疗心绞痛要早1800年以上。

中医认为：麦，甘润养心，食之可养心安神，减少或治疗心悸症状。羊肉为性温味甘，血肉有情之品，有养血补心，治疗心悸作用。《伤寒论》用当归生姜羊肉汤治产后贫血，有补血养心之效。

杏为果类，性味酸温，食之有补心气作用。古人用治心悸，也可能取其酸敛心气作用。

薤白：味甘辛，性温。食、药均宜，有理气通阳宽胸作用，为常用治冠心病药物。

传统上用治心律失常（心悸），具有养心安神作用的食物还有：

桂圆肉：味甘性温，养心安神，补益心气。

莲子：味甘性温，健脾安神。

百合：味甘淡，润肺养心安神。

羊心、猪心、鸡心等，同气相求，以脏补脏，具有养心安神功效，多配朱砂蒸服。

马鹿、梅花鹿护心血，为被猎杀的鹿死后剖胸，凝固于心及胸腔之血，取出晒、晾干后，研末，蒸猪心服，具有养血安神宁心之作用。对于治疗心悸效果较好。唯近十几年来鹿的减少和国家禁猎

野鹿，故马鹿护心血十分珍贵和难得，仅能在人工饲养的梅花鹿病、

残或衰老宰杀时取得少许而已。

🧑‍⚕️ 治疗心肌炎引起的心律失常怎样选方

心肌炎引起的心律失常，属中医学的"心悸""胸痹"范畴。心悸又是"惊悸"和"怔忡"的总称。

本病外因多为时行疫气或风寒、风热之邪乘劳累过度时外袭人体而发病。内因为心血不足，阴血虚耗而致病。

本病中医治疗时分急性期和慢性期二大类型：

（1）急性期

①风热外感型

症状：突然发热咳嗽，心悸烦躁，胸闷、胸痛，甚或喘憋不适，乏力倦怠以活动后加剧明显，眠差纳少，溺黄便干结，舌苔白厚或薄黄、厚腻，脉细无力或结代。现代医学检查心肌酶谱较高，血常规白细胞偏高，中性分类偏高。心电图可见 ST-T 缺血改变。

治则：清热解毒，宽胸宁心。

方药：银翘散加减。

金银花 20g，连翘 12g，荆芥 10g，淡竹叶 10g，大力子 10g，芦

根 15g，板蓝根 20g，鱼腥草 20g，全瓜蒌 15g，甘草 6g。

发高热时加石膏 30g，天花粉 12g；咳嗽痰黄加黄芩 10g，桑白皮 12g，知母 10g。

②心气虚型

症状：有外感病史半月～1月，又因过度劳累而发病。症见突然胸闷憋气，胸痛、心悸气短，乏力出汗，眠差、纳少，小便清长，大便稀溏，日二三次。舌质淡，边有齿印，苔薄白，脉沉细或细而结代。现代医学检查可见血清心肌酶谱升高。心电图可见 ST-T 缺血改变。

治法：补益心气，化浊安神。

方药：生脉散合桂枝汤加味。

红参 6g，麦冬 15g，五味子 10g，桂枝 12g，白芍 12g，炙甘

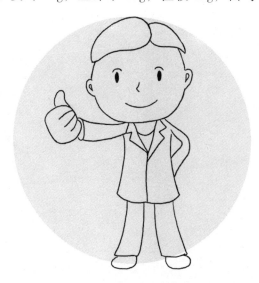

草 12g，黄芪 20g，大枣 10g，生姜 10g，全瓜蒌 20g。若阳气偏虚，畏寒肢冷者加附子 15g，炮姜 10g；伴有肢肿尿少者再加茯苓 15g，车前子 15g，泽泻 12g。出汗多者加龙骨 20g，麻黄根 10g，浮小麦 15g。

（2）慢性期

①气阴两虚型

症状：心悸短气，倦怠乏力，面色少华，自汗，盗汗、口燥咽干。稍动则心悸短气、乏力等症状加重。夜间眠差、纳差，二便尚可。舌质偏红，少苔或薄苔，脉细弱或结代。

治法：益气养阴，固表复脉。

方药：生脉散合加味炙甘草汤。

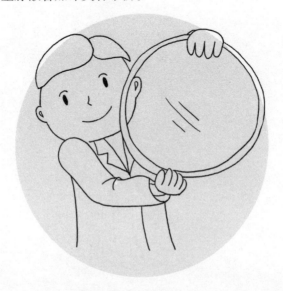

西洋参6g，麦冬12g，五味子10g，黄芪20g，桂枝10g，白芍12g，阿胶15g，炙甘草10g，生姜6g，麻仁10g，生地12g，大枣12g。

若便溏者去麻仁、生地；眠差多梦者加枣仁12g，夜交藤20g；胸闷憋气加瓜蒌15g，薤白10g，半夏10g，以宣痹通阳；口干夜甚加石斛15g，花粉10g，生津止渴；胃纳呆滞，不思饮食加砂仁10g，陈皮12g，木香6g，以开胃。

②气虚血瘀浊阻型

症状：心悸气短，胸闷刺痛，倦怠无力，活动后心悸气短加重，面色晦暗，胃纳不佳，二便尚可。脉细涩，舌质黯淡或有瘀斑。

治则：益气活血化浊。

方药：生脉饮合丹参饮加味。

党参15g，五味子10g，麦冬12g，丹参20g，檀香10g，砂仁10g，川芎12g，当归尾15g，元胡索12g，炙甘草10g，生黄芪20g，瓜蒌20g。

若舌质紫黯，刺疼较重则加桃仁10g，红花6g，活血化瘀。气虚较重去党参，改用红参6g；若有热象、口干、苔薄黄者，则用西洋参5g，以滋阴益气。眠差不寐加枣仁12g，夜交藤20g，以养心安神。

🧑 哪些中成药可以治疗心肌炎引起的心律失常

心肌炎到了恢复期仅有心悸，胸闷，乏力不适，心电图正常或有轻度 ST-T 改变，轻度心肌缺血，轻度心律失常等情况时，以调养善后为主。此时选用中成药治疗，既方便，又经济，且效果可靠。

（1）归脾丸（《济生方》）

方药组成：白术、茯神、黄芪、龙眼肉、酸枣仁、人参、木香、远志、当归、甘草。

功能：益气补血，健脾养心。

临床应用：心肌炎恢复期因思虑过度，劳心伤脾所致的体倦少食，心悸怔忡，睡眠不佳者。

（2）柏子养心丸（《体仁汇编》）

方药组成：柏子仁、枸杞子、麦冬、当归、石菖蒲、茯神、玄参、熟地黄、甘草。

功用：养心安神，补肾滋阴。

临床应用：可用于心肌炎后期，营血不足所引起的心悸怔忡持续不断，夜寐多梦，健忘盗汗者。

（3）天王补心丹（《摄生秘剖》）

方药组成：生地、人参、丹参、玄参、茯苓、五味子、远志、桔梗、当归身、天冬、麦冬、柏子仁、酸枣仁。

功用：滋阴养血、补心安神。

临床应用：用于心肌炎恢复期偏于阴虚而见虚烦少寐、心悸神疲、大便干结、舌红少苔、脉细数者。

（4）补中益气丸（《脾胃论》）

方药组成：人参、黄芪、白术、陈皮、炙升麻、柴胡、当归。

功用：补中益气，升阳举陷。

临床应用：可用于心肌炎恢复期心悸、乏力少气、食少者。

（5）生脉饮口服液（《内外伤辨惑论》）

方药组成：人参、麦冬、五味子。

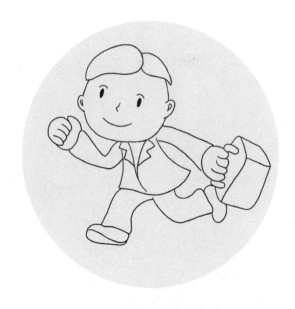

功用：益气生津，敛阴止汗。

临床应用：用于心肌炎恢复期气阴两虚而见心悸、乏力、少气、自汗、口干、脉细、苔少者。

病毒性心肌炎出现发热应注意什么

因为病毒性心肌炎是由病毒感染所引发，所以本病在病前1月常有病毒感染史，可表现为发热，伴见咽痛、肌痛、腹痛、皮疹等。所以对平时发热不能掉以轻心，对较严重的病毒感染应注意心脏体征，必要时加用保护心肌药物。

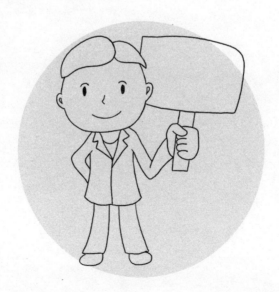

在病毒性心肌炎的发病过程中，由于患者体质较差，防御能力不佳，而易并发感染引起发热。此时应积极控制感染，选用有效抗生素及保护心肌药物，如大量维生素 C 等，同时应嘱患者卧床休息，减轻心脏负担，以利疾病的康复。

伤寒性心肌炎的治疗

（1）治疗原发病，可应用氯霉素、氨苄西林及头孢菌素类药物。

（2）伤寒性心肌炎一般不需要作特殊处理，可酌情应用营养和改善心肌代谢的药物，若并发严重心律失常或心功能不全，则作相应处理。伤寒杆菌性心内膜炎按感染性心内膜炎治疗。

伤寒性心肌炎的预防

（1）管理传染源并切断伤寒病的传播途径。

（2）提高人群免疫力。

（3）在伤寒病程中，注意观察病情，早期发现伤寒性心肌炎（心电图表现低电压、心律失常、传导阻滞、ST 段及 T 波改变等。儿童多表现为心动过速）。一旦发现严格卧床，加用糖皮质激素，大剂量维生素 C，维生素 B_1、FDP（1，6- 二磷酸果糖）等治疗。

抗心律失常的药物分哪几大类

抗心律失常的药物的分类方法很多，现今广泛采用的方法是根据药物的电生理效应加以归纳，将其分成四大类。此外，依照药物对复极的不同影响，Ⅰ类药可再分为三个亚类：ⅠA、ⅠB、ⅠC。

（1）膜抑制剂

ⅠA类：抑制钠通道，中度减慢动作电位 0 相上升速率，因而减慢传导；延长动作电位时间和有效不应期，使单向阻滞变为双向阻滞；降低动作电位 4 相坡度，抑制心肌的自律性；可明显延长复极，Q-T 间期延长。此类药物有：奎尼丁、普鲁卡因酰胺、丙吡胺等。

ⅠB类：轻度减慢动作电位 0 相上升速率，促进钾离子外流，缩短动作电位时间，相对延长有效不应期；稍减慢传导；增加细胞膜的钾离子通透性，减慢舒张期自动除极，降低自律性。属此类药物有：利多卡因、苯妥英钠、美西律等。

ⅠC类：明显减慢 0 相上升速度和振幅，抑制房室、希浦束以及预激综合征的旁路传导；明显延长心房和心室的有效不应期；轻微延长动作电位时间；降低异位起搏点的自律性。属于此类药物有：普罗帕酮、恩卡尼、**氟卡尼**等。

（2）β – 受体阻滞剂：阻断 β 肾上腺素能受体，抗交感神经作用，减慢动作电位上升速率，抑制4相除极。此类药物有：普萘洛尔、美托洛尔等。

（3）动作电位延长剂：延长动作电位时间和有效不应期，利于消除折返。此类药物有：乙胺碘呋酮、溴苄铵、索他洛尔。

（4）钙通道阻断剂：能降低慢反应细胞4相坡度，抑制窦房结的自律性；抑制慢反应细胞的0相除极速度和振幅，抑制慢反应细胞的传导。此类药物有：异搏定、硫氮䓬酮等。

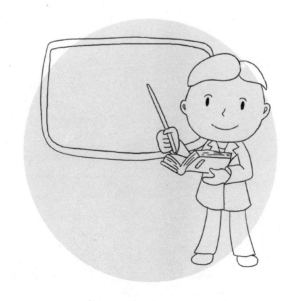

🔬 医治心肌炎的四大策略

对于心肌炎的医治而今临床还没有殊效疗法，因而必须强调初期、综合医治的方法。患者一旦诊断为心肌炎，应立即采取以下医治四方面措施。

1. 一般医治　包括以下几个方面：

（1）卧床休息：初期，可使发生炎性病变的心肌尽快修复，防止病情进一步恶化。一般心肌炎患者需卧床休息至体温正常后 3 ～ 4 周，有心力衰竭或心脏扩大者应休息半年至 1 年，或至心脏大小恢复正常，血沉正常以后。

（2）防治诱因：心肌炎最多见的诱因由于上呼吸道感染，因而

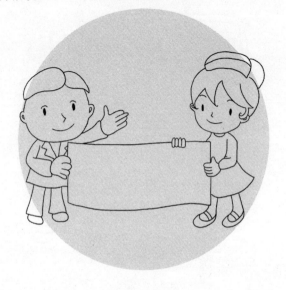

要防御感冒，防止病毒侵犯机体。因病毒感染每每与细菌感染同时存在或相继发生，且细菌感染常可使病毒活跃，机体抵抗力降低，心脏侵害加重，故而适当利用抗生素及时控制细菌感染十分必要。对于一些易感染的患者如扁桃体反复发炎者，必要时可进行扁桃体摘除术或注射转移因子、丙种球蛋白等以增强机体抵抗力，防止复发。

（3）促进心肌修复：心肌炎患者可吸入氧气及利用一些改善心肌代谢的药物，以促进心肌的修复，阻止病情进一步发展，减少并发症的发生。临床上常用的此类药物有：

①大剂量维生素 C：心肌炎患者可口服维生素 C 200 ~ 500mg，每日 3 次，此外还可以静脉滴注每日 5 ~ 10g，分次使用，10 ~ 14 天为 1 个疗程。维生素 C 具有抗病毒作用，可以促进冠状动脉血流量，促进心肌代谢，促进心肌对葡萄糖的使用，有益于心肌修复。

②能量极化液：能量极化液的成分包括三磷酸腺苷（ATP）、辅酶 A、氯化钾、胰岛素及葡萄糖，可为心肌供给能量，并促进心肌代谢，从而加速修复过程。一般平常 10 ~ 14 天为 1 个疗程，可反复静脉点滴。

③辅酶 Q10、肌苷等：这些药物的作用均可改善心肌代谢，对心肌的修复十分有益，临床上常给心肌炎患者口服，以配合医治。

2. 病因医治　病因医治即针对引发心肌炎的病因加以医治。病毒性心肌炎患者可口服一些抗病毒药物如病毒灵，中药板蓝根、金银花、连翘等；风湿性心肌炎患者在风湿活动期进行抗风湿医治，如抗生素静脉点滴等；梅毒性心肌炎患者需同时进行驱梅治疗等一系列措施，以去除或控制导致心肌侵害的病因，阻止病情进一步发展。

3.激素医治　利用激素的目的是减轻心肌的炎性反应，减少心肌瘢痕形成，改善患者身体状态和心肌微循环，适当利用激素可控制病情的发展，改善患者的症状。对于病情危重或反复发作的心肌炎患者及病毒血症明显，或经一般医治无效的患者，采取大剂量短程肾上腺皮质激素的方法，可明显缓解病情。但在病毒急性感染的最初 10 天内应避免使用激素，以避免造成病毒扩散，使病情恶化。

4.并发症的医治　心肌炎的并发症包括心力衰竭、心律失常乃至休克等，对于这些并发症应及时处理。如出现心力衰竭时可给予强心利尿剂；有心律失常时应针对具体环节加以医治。心肌炎患者一旦有休克发生说明病情十分危急，必须抓紧时间救治，采取扩充血容量，升压药物等措施以拯救患者的生命。

第 5 章

康复调养

三分治疗七分养，自我保健恢复早

心肌炎患者的自我护理要点

　　心肌炎指心肌中有局限性或弥漫性的急性、亚急性或慢性的炎性病变。近年来病毒性心肌炎的相对发病率不断增加。

　　病毒性心肌炎是病毒所引起的心肌急或慢性炎症。导致心肌炎的病毒有多种，主要经呼吸道或肠道感染。病毒可直接损伤心肌，也可通过免疫机制导致心肌炎症。

　　病情轻重相差悬殊。常因胸痛或心悸引起注意。体检时可发现多种心脏体征。心电图检查可发现心律失常或心肌损伤。抽血进行病原学检查或作心肌活检有助于进一步进行心肌炎的治疗。

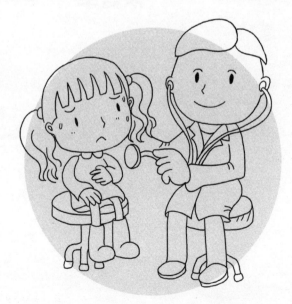

心肌炎患者的自我护理要点具体如下：

（1）患者应该注意休息和按医嘱治疗。

（2）急性期应卧床体息，恢复期可逐渐增加活动量，但不可过于劳累。

（3）多进食含维生素 C 类水果（如橘子、蕃茄等）及富于氨基酸的食物（如瘦肉、鸡蛋、鱼、大豆等）。

（4）注意气候变化，防止受凉、感冒或上呼吸道感染。

（5）服药要遵医嘱，尤其是伴心律失常（如频发早搏等）的患者，不可自行增加或减少药量。

（6）长期持续早搏患者应避免剧烈活动，注意生活规律，保持良好的精神状态，不必过于紧张。

5个保健措施有效预防心肌炎

普通人群要学会预防心肌炎，做好 5 大保健措施，主要具体措施如下：

（1）体育锻炼：体育锻炼有助于增强体质，应在工作之余加强运动。心肌炎患者在恢复期时，要根据自己的体力参加适当的锻炼，如散步、保健操、气功等，有助于早日康复，避免遗留后遗症。心肌炎后遗症只要没有严重心律失常，可参加一般性的体育锻炼，如慢跑、跳舞、气功、太极拳等，持之以恒，对疾病的康复肯定是有利的。

（2）适当休息：心肌炎在急性发作期，一般应卧床休息2～4周，急性期后仍应休息2～3个月。严重心肌炎伴心界扩大者，应休息6～12个月，直到症状消失，心界恢复正常。心肌炎后遗症者，可尽量与正常人一样的生活工作，但不宜长时间看书、工作甚至熬夜。

（3）预防感染：病毒性心肌炎是感染病毒引起的。防止病毒的侵入十分重要，尤其应预防呼吸道感染和肠道感染。对易感冒者平时应注意营养，避免过劳，选择适当的体育活动以增强体质。避免不必要的外出，必须外出时应注意防寒保暖，饮食卫生。感冒流行期间应戴口罩，避免去人口拥挤的公共场所活动。

（4）饮食调摄：日常饮食宜高蛋白、高热量、高维生素。多食葡萄糖、蔬菜、水果。忌暴饮暴食，忌食辛辣、熏烤、煎炸之品。吸烟时烟草中的尼古丁可促进冠状动脉痉挛收缩，影响心肌供血，饮酒会造成血管功能失调，故应戒烟忌酒。

（5）劳逸结合：应避免情绪突然激动或体力活动过度而引起的身体疲劳，身体的过度疲劳会导致机体免疫抗病能力降低。

秋季做好防护病毒性心肌炎

一般秋季天气变得秋高气爽，昼夜温差较大，人们极易感冒。现在很多"感冒"其实是病毒性心肌炎的前期症状。所以想要保护自己的身体健康就要做到以下六点：

第一，在感冒多发季节，要尽量少去人多拥挤的场所，注意防止各种病毒感染。特别是免疫力低下的人应当首先预防感冒、肠道病毒性感染。当怀疑有病毒性心肌炎时，应立即去医院检查，以便早期治疗诊断。

第二，劳逸结合，合理分配学习用脑与体育锻炼的时间比例，

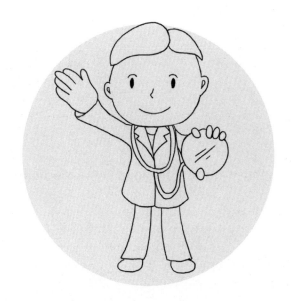

提倡科学锻炼，以提高身体抗病能力。

第三，住室经常开窗通风，保持空气新鲜。

第四，注意营养搭配，纠正偏食的不良习惯，日常饮食以粗粮、新鲜蔬菜和瘦肉为主，也可适当多吃些水果。

第五，注射流感疫苗，获得对流感的免疫力，可有效地防止在气候多变的春秋季节染上病毒性感冒。由于流感病毒的种类变异比较活跃，所以流感疫苗的研制是与实际病毒的变异不断相适应的。流感疫苗制剂有时效性，必须定期注射新型疫苗，才能有效地产生持久免疫力。一般宜在初秋时节进行疫苗注射，可在 12 个月内有效防止罹患流感。

第六，病毒性心肌炎一经确诊，就需卧床休息和进行治疗，吃

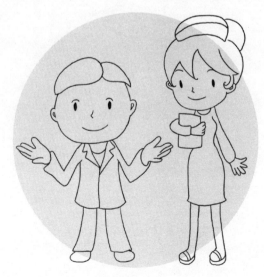

易消化、富含维生素和蛋白质的食物，不宜吸烟，酗酒。并针对病因进行药物治疗。

心肌炎患者的注意事项

心肌炎患者首先要对心肌炎这个病有充分的认识，解除精神包袱，熟悉到只要配合大夫的医治，就肯定能克服疾病，尽早地恢复正常的生活和工作。这就要求患者在得知自己患上心肌炎后要做到以下几个方面：

（1）充分休息：心肌炎患者应最少休息3～6个月，假如心脏扩大的患者应最少休息半年以上，同时要限定体力活动。

（2）加强营养：心肌炎患者宜进食一些富含维生素的饮食，保证有充足的蛋白质，以利于心肌的修复，促进病情恢复。

（3）防御感冒：感冒可以加重心肌炎的病情，还可以使已相对安定的症状再次复发，故心肌炎患者应注重避免伤风感冒。一旦患上感冒，也应及时医治，防止其对心肌的进一步陵犯。

（4）配合医治：心肌炎患者应以积极的心态配合大夫的医治，切不可采取悲观低沉的态度。由于绝大多数心肌炎的预后良好，只要医治得当，不会遗留任何后遗症。患者要按时服药，不要盲目滥用药物，应依照医嘱，合理用药。

（5）定期复诊：对于慢性心肌炎患者应每隔一定时间到医院复诊，可复查心电图、超声心动图等以认识疾病的发展情况，便于今后的医治。

病毒性心肌炎应该如何预防

大多数患者经过适当治疗后痊愈，不遗留任何症状或体征。极少数患者在急性期因严重心律失常、急性心力衰竭和心源性休克而死亡。部分患者经过数周或数月后病情趋于稳定，但有一定程度的心脏扩大、心功能减退、心律失常或心电图变化，此种情况历久不变，形成急性期后心肌瘢痕，成为后遗症。还有部分患者由于急性期后炎症持续，转为慢性心肌炎，逐渐出现进行性心脏扩大、心功能减退、心律失常，经过数年或一二十年后死于上述各并发症。一般以6个月以内为急性期，6月至1年为恢复期，1年以上为慢性期。急性期不明确的慢性患者与心肌病难区分，据当前认识与已有证据，有一部分心肌病是由心肌炎演变而来。预防方法有：

（1）防止病因及诱因：肠道感染及上呼吸道感染与病毒性心肌炎关系已较明确，因此应积极预防，注重增强体质，提高机体免疫力。

肠道病毒中柯萨奇B组病毒（CVB）与心肌疾病关系最为密切，因此，CVB疫苗对预防病毒性心肌炎有重要的意义。灭活疫苗、合成多肽疫苗、基因工程疫苗、DNA疫苗的研究和应用，将对预防病毒性心肌炎的发生有重要意义。

（2）注意休息：卧床休息是减轻心脏负荷的最好的方法，也是病毒性心肌炎急性期的重要治疗措施。休息可使心肌炎患者心率、血压等降低，一般常规全休3个月，半休3个月左右。重症心肌炎应严格卧床休息至体温正常，心电图及胸部X线变化恢复正常再逐步起床活动。加强身体锻炼，提高机体抗病能力，避免劳累以预防病毒、细菌感染。发病后注意休息，进营养丰富之饮食，以利心脏恢复。

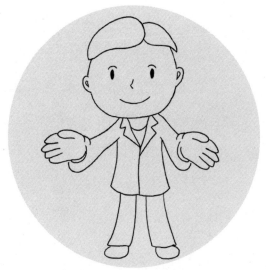

心脏病护理的7个禁忌

心脏病重在预防，一旦犯病随时都有生命危险。因此，在日常生活中应注意以下七个禁忌，以有效地预防心脏病的发生。

一忌急剧减肥。体重过快下降，致使大量蛋白质消耗与肌肉组织减少，造成心肌组织的衰退，诱发心力衰竭。

二忌饱食。三餐进食过饱，胃壁扩张，会使肺内压力升高，导致心脏代谢增加，容易诱发致命性的心肌梗死。

三忌频繁起夜。心脏病患者半夜起夜有危险。

四忌拒绝脂肪。研究表明，如果心脏病患者每周食用两次鱼、肉、脂肪，其死亡率比限制全部脂肪，只食纤维素较高食物的患者还低30%。故心脏病患者在一日三餐中适当安排鱼、禽食品，有助于心脏康复。

五忌菜籽油。菜籽油中含有40%的芥酸，心脏病患者食后会使血管壁增厚，心脏脂肪堆积，加重病情。

六忌晨跑。清晨慢跑对心脏可造成压力，故应采取散步、练气功等方式。

七忌饮酒。包括含有酒精的饮料，有引起心肌梗死的危险。

第6章

预防保健

培养生活好习惯，远离疾病活到老

心肌炎的饮食疗法

心肌炎患者在饮食上没有过多的忌口，但要视身体状况渐渐地进行温补。温补指食性温热的食品，如牛肉、羊肉、黄鳝、甜食、大枣、桂圆、荔枝和葱姜辛辣的食品等。体弱多病怕冷的女性常吃这类食品可帮助升火，改善怕冷的感觉，从而增强体质。患心肌炎、冠心病者，宜服一些人参粉，可以安神强心，降压通脉。下面提供一些食疗方法供大家参考。

（1）灯心竹叶茶：灯心草 9g、竹叶 6g 加水适当煎煮滤汁代茶饮；或沸水沏，代茶饮。1 剂 / 日。功能：清心火，利湿热，除烦安神。主治湿热型病毒性心肌炎急性期。

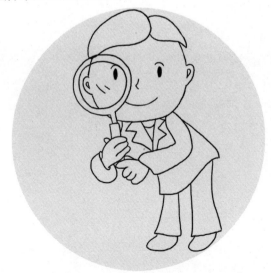

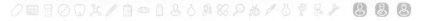

（2）红玉茶：红参 3g，肉桂 4.5g，玉竹、山楂各 12g，黄精 10g，炒枣仁 15g，炙甘草 6g，共加水浸泡，进砂锅煎煮后倾进饮茶容器中；或将诸药置饮茶容器中以沸水沏，代茶频饮。功能扶阳救逆，益气养阴，活血安神。主治阴阳两虚，瘀血阻络型病毒性心肌炎慢性期。

（3）丹参猪心汤：党参 15g，丹参 10g，黄芪 10g，用纱布包好，加水与 1 个猪心炖熟，吃肉饮汤，日服 1 次，可治心肌病，也可用于各类心脏病、心功能不全的辅助食疗。

（4）竹笋肉片：竹笋 120g 切丝，瘦猪肉 100g 切成片，用花生油爆炒，食用。

（5）菊花鲤鱼汤：鲤鱼 1 条，开膛洗净，略油煎后，加菊花 25g，枸杞 15g 及水，炖熟后分次吃肉喝汤。

（6）酸枣虾壳汤：取虾壳 25g，酸枣仁 15g，远志 15g，共煎汤服，每日 1 剂，可治心肌炎。

（7）银耳太子羹：银耳 15g，太子参 25g，冰糖适当。水煎后饮用。滋补身体。

（8）猪心大枣汤：猪心 1 个带血破开，放入大枣 15g，置于碗内，加水，蒸熟食用。补血、养心、安神。适宜于心血不足之心悸怔忡、乏力倦怠、面色无华和各种心脏病的补养调治。

⚕ 心肌炎患者要预防感冒

病毒性心肌炎是由亲心肌病毒引发的原发性心肌炎症，常累及心包，引发心包心肌炎。因此，防御感染，积极医治感染性疾病具有重要意义，特别应避免伤风感冒、慢性咽炎、扁桃体炎等，可起到防止心肌炎发生的作用。

⚕ 心肌炎患者要戒酒和避免盲目应用免疫制剂

酒精一类的化学物质可以直接导致心肌炎，因而不要酗酒。心肌炎患者必须禁酒。

单纯的免疫水平高低并不是防御疾病的标准，盲目注射免疫类生物制剂（疫苗、免疫球蛋白、干扰素、白介素等）不但不能起到防御心肌炎的作用，甚至可加重病情，弊大于利。

对于心肌炎的长期医治要有充分了解。由于心脏侵害的非凡性，其恢复期要远远长于侵害期，一般平常为半年，乃至一至两年，且极易复发和加重，因此必须坚持长期医治，精确护理。得了心肌炎，只要及时精确医治，大多数患者是可以治愈的。患者宜尽量卧床休息，吃易消化的食物；由于医治期较长，部分患者不愿耽误工作和学习，但要注重限定体力活动，不要劳顿，定期检查。

大多数心肌炎的预后较好，只要医治得当，不会遗留任何后遗症。

心肌炎患者的预后如何

心肌炎患者的预后取决于其所患心肌炎的类型和心肌侵害的部位、范围、程度，和原来的心脏性能状态、有没有并发症、医治是不是及时等多种因素。平常而言，大多数病毒性心肌炎患者预后很好，多在数周至数月内完全恢复，可治愈，仅有极少数患者遗留所谓的"后遗症"，表现为心电图异常，大部分为早搏，个别患者可发展为扩

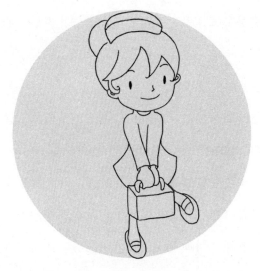

大型心肌病，乃至导致猝死。风湿性心肌炎患者较病毒性心肌炎患者轻，易发生心力衰竭，乃至急性肺水肿。特发性心肌炎患者预后较差，可于数周内死于进行性心力衰竭。心肌受损部位局限；范围小、程度轻的患者预后好，反之则差。另外，是不是及时休息医治对于心肌炎患者的预后也有较大影响，若患者未得到及早的休息及医治，一方面可使心肌炎病情进一步恶化，另外一方面也导致各种并发症的出现，使得以后的医治产生困难，不利于疾病的恢复。

心肌炎患者要培养良好的生活习惯

（1）患者应注意休息，有心脏扩大并有心功能不全者，应严格控制活动，绝对卧床休息，直至心肌病变停止发展、心脏形态恢复正常，才能逐步增加活动量。患者出现胸闷、胸痛、烦躁不安时，应在医生指导下使用镇静、止痛剂。

（2）饮食应为高热量、高蛋白、高维生素食物，尤其是富含维生素C的食物，如山楂、苹果、橘子、西红柿等。

（3）每日注意测量体温、血压、脉搏、呼吸等生命体征。应及时给高热的患者降温，并进行口腔护理及皮肤护理。当患者出现脉搏微弱、血压下降、烦躁不安、面色灰白等症状时，谨防由此导致的心源性休克。如出现此病症，应立即送往医院进行救治。

（4）心肌炎反复发作的患者，长期服用激素，要注意观察副作用和毒性反应，如高血压、胃肠道消化性溃疡及穿孔、出血等。心肌炎患者对毛地黄制剂极为敏感，易出现中毒现象，应严格掌握用药剂量。

（5）患者的居室应保持空气新鲜、流通，定期通风换气，但要避免患者直接吹风，防止感冒加重病情。冬季应注意保暖。平素应加强身体锻炼，运动量不宜过大，可由小量到大量，以患者不感劳累为度，可做些气功、太极拳、散步等活动。

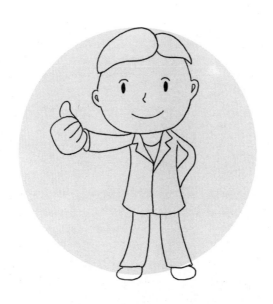

心肌炎患者要避免的活动

（1）避免长时间阅读、写作和用脑。

（2）避免长时间与人交谈。交谈时不但消耗体力，更消耗脑力，故心肌炎和心肌病患者应注意控制交谈的时间。

（3）避免长时间下象棋、打麻将、看电视等娱乐活动。无论什么活动，只要出现疲劳，心肌炎和心肌病患者都应该中止活动，立即休息。

心肌炎患者应多吃哪些水果

（1）柠檬：柠檬是世界上最有药用价值的水果之一，它富含维生素 C、糖类、钙、磷、铁、维生素 B_1、维生素 B_2、烟酸、奎宁酸、柠檬酸、苹果酸、橙皮苷、柚皮苷、香豆精、高量钾元素和低量钠元素等，对人体十分有益。维生素 C 能维持人体各种组织和细胞间质的生成，并保持它们正常的生理功能。当维生素 C 缺少了，细胞之间的间质——胶状物也就跟着变少。这样，细胞组织就会变脆，失去抵抗外力的能力，人体就容易出现坏血症；它还有更多用途，如预防感冒、刺激造血和抗癌等作用。

（2）芒果：芒果果实营养价值极高，维生素 A 含量高达 3.8%。维生素 C 的含量也超过橘子、草莓。芒果含有糖、蛋白质及钙、磷、铁等营养成分，均为人体所必需。

（3）蜜瓜：富有的 B 族复合维生素有很好的保健功效，维生素 C 有利于人体反抗传染病，而矿物质锰能够作为抗氧化酶超氧化物歧化酶的协同成分。

（4）木瓜：木瓜富含 17 种以上氨基酸及钙、铁等，还含有木瓜蛋白酶、番木瓜碱等。半个中等大小的木瓜足以供成人整天所需的维生素 C。木瓜在中国素有"万寿果"之称，顾名思义，多吃可延年益寿。

（5）菠萝：菠萝含有大量的果糖，葡萄糖，维生素 B 族、维生素 C，磷，柠檬酸和蛋白酶等物。性味甘平，具有解暑止渴、消食止泻之功。

（6）柑橘：橘子富含维生素 C 与柠檬酸，内侧薄皮含有膳食纤维及果胶，可以促进通便，并且可以降低胆固醇；橘皮苷可以加强毛细血管的韧性，降血压，扩张心脏的冠状动脉，故橘子是预防冠心病及动脉硬化的食品，研究证实，食用柑橘可以降低沉积在动脉血管中的胆固醇，有助于使动脉粥样硬化发生逆转；在鲜柑橘汁中，有一种抗癌活性很强的物质"诺米灵"，它能使致癌化学物质分解，抑制和阻断癌细胞的生长，能使人体内除毒酶的活性成倍提高，阻止致癌物对细胞核的损伤，保护基因的完好。

（7）山楂：山楂对心肌炎和心肌病有防治作用；山楂的黄酮类物质具有降压作用；对缺血心肌有保护作用，可增加冠状动脉血流量；强心作用；降胆固醇作用；抗菌作用。

（8）苹果：具有吸附胆汁酸的特殊功能，可降低低密度脂蛋白，增加高密度脂蛋白，有抗动脉粥样硬化的作用。苹果中的钾和维生素C具有保护心脏的作用。

（9）猕猴桃：对高血压、心肌炎和心肌病、动脉硬化等有显著的治疗和预防的作用。

（10）西瓜：西瓜中的瓜氨酸和精氨酸能增进尿素的形成，产生利尿作用；西瓜中的苷具有降压作用，对心肌炎和心肌病的防治有一定作用。

（11）香蕉：具有防止高血压的作用。香蕉富含钾离子，可抑制钠离子的升压和损伤血管的作用。